Iwan Petrowitsch Pawlow

Die Arbeit der Verdauungsdrüsen

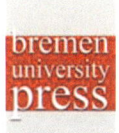

bremen
university
press

Iwan Petrowitsch Pawlow

Die Arbeit der Verdauungsdrüsen

ISBN/EAN: 9783955620578

Auflage: 1

Erscheinungsjahr: 2013

Erscheinungsort: Bremen, Deutschland

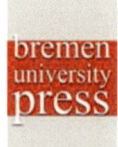

bremen
university
press

DIE
ARBEIT DER VERDAUUNGSDRÜSEN.

VORLESUNGEN

VON

PROF. J. P. PAWLOW

IN ST. PETERSBURG

AUTORISIERTE ÜBERSETZUNG AUS DEM RUSSISCHEN

VON

DR. A. WALTHER

IN ST. PETERSBURG.

MIT EINEM VORWORT UND ZUSÄTZEN DES VERFASSERS SOWIE
MIT 17 TEXTABBILDUNGEN.

WIESBADEN.
VERLAG VON J. F. BERGMANN.
1898.

Inhalts-Übersicht.

Sechste Vorlesung.

Siebente Vorlesung.

Achte Vorlesung.

Vorwort zur deutschen Ausgabe.

In den nachstehenden Vorlesungen werden die Ergebnisse einer zehnjährigen und von vielen Mitarbeitern geförderten Thätigkeit unseres Laboratoriums zusammengefasst. Sie stellen eine zusammenhängende und vollständige Übersicht alles dessen dar, was bisher in einigen Dutzend einzelner Abhandlungen zerstreut war. Einige von diesen Abhandlungen sind lediglich in russischer Sprache abgefasst, andere in Form von Dissertationen und Sitzungsberichten veröffentlicht worden und deshalb der gelehrten Welt des Auslandes völlig unbekannt geblieben. Dieses Buch enthält füglich das, was in seiner Gesamtheit keinem der fremdländischen Spezialisten — und sei er auch noch so bewandert in der Litteratur seines Faches — zugänglich war. Dieser Umstand liess in uns begreiflicherweise den Wunsch wach werden, die Vorlesungen in eine der allgemein verbreiteten europäischen Sprachen übertragen zu sehen.

Durch Vermittelung meines Kollegen und Freundes Prof. M. v. Nencki bin ich wegen der Herausgabe einer deutschen Übersetzung mit Herrn J. F. Bergmann in Unterhandlung getreten; seiner liebenswürdigen Bereitwilligkeit verdankt dieses Buch sein Erscheinen. — Als einen höchst günstigen Umstand muss ich es betrachten, dass eines der regsten Mitglieder unseres Laboratoriums, Dr. A. Walther, einwilligte, die Mühe der

Übersetzung auf sich zu nehmen. Mit beiden Sprachen völlig vertraut, war er zudem in der Lage, in der Übersetzung nicht nur ihm Fernstehendes wiederzugeben, sondern zumeist selbst Gesehenes und Mitdurchlebtes zu schildern. — Ich halte es für meine Pflicht, allen diesen Herren meinen warmen Dank auszusprechen.

Die deutsche Übersetzung ist durch einige Zusätze bereichert worden, auf Grund von Versuchen, die noch nach dem Erscheinen der russischen Ausgabe in unserem Laboratorium ausgeführt wurden.

St. Petersburg, im September 1897.

Der Verfasser.

Vorwort zur russischen Ausgabe.

Es lag durchaus nicht in meiner Absicht, in diesen Vorlesungen alles mitzuteilen, was jemals über die Arbeit der Verdauungsdrüsen geschrieben worden ist. Mich interessierten lediglich die Ergebnisse einer experimentellen Bearbeitung des Gegenstandes; ich wollte eine Reihe von Versuchen darstellen, die meiner Überzeugung nach die gegenwärtige Stellung der Frage kennzeichnen, und dieselben meinen Zuhörern teils durch mündliche Mitteilung, teils durch unmittelbare Demonstration zu Bewusstsein bringen. Das Thema dieser Vorlesungen wurde im Verlauf von beinahe zehn Jahren in meinem Laboratorium bearbeitet; da hierbei alle Versuche, welche sich auf die Arbeit der Magendrüsen und des Pankreas beziehen, vielfach wiederholt, umgearbeitet, variiert und erweitert wurden, so hat das Material, für uns wenigstens, seinen fragmentarischen Charakter verloren und sich zum System entwickelt.

Wenn ich im Texte der folgenden Vorlesungen das Wort „wir" gebrauche, so möchte ich dadurch das ganze Laboratorium bezeichnen. Bei der Beschreibung der einzelnen Versuche führe ich stets die betreffenden Autoren an; das Motiv des Versuches jedoch, seinen Sinn und seine Stellung in der Reihe der anderen bespreche ich vom Standpunkt des kollektiven Zusammenarbeitens, ohne die Autoren der einzelnen Meinungen und Ansichten namhaft zu machen. Es ist für den Leser von wesentlichem Vorteil zu sehen, wie sich vor ihm eine einheitliche Idee entwickelt und in stichhaltigen und harmonisch verknüpften Versuchen ihre Gestaltung findet. Die Grundidee dieses Buches verkörpert die endgiltigen Anschauungen unseres Laboratoriums; sie umfasst alle Thatsachen, bis zu den letzten; sie ist fortwährend geprüft und vielfach berichtigt worden und erscheint füglich als die am besten bewährte. Ihre Begründung ist natürlich ebenfalls das Werk meiner Mitarbeiter, dabei aber ein gemeinsames Werk, das Werk des Geistes, der das Laboratorium beseelt; er verdankt seine Entstehung dem Scherflein eines jeden einzelnen, wird aber in seiner Gesamtheit zum Quell der Anregung für alle.

Wenn ich darauf zurückblicke, was das Laboratorium auf unserem Gebiet geleistet hat, so weiss ich dabei das Verdienst eines jeden einzelnen Arbeiters besonders lebhaft zu schätzen. Deshalb möchte ich bei dieser Gelegenheit allen teuren Mitarbeitern, die über unser weites Vaterland zerstreut sind, im Namen des Laboratoriums, dem sie, wie ich hoffe, ein ebenso freundliches Andenken bewahrt haben, wie dasselbe ihnen, einen herzlichen Gruss zurufen.

Diese Vorlesungen wurden vor einem ärztlichen Publikum gehalten, zuerst im Institut für experimentelle Medizin; später, in kürzerer Fassung, in der militär-medizinischen Akademie. In diesem Buche haben alle Versuche Aufnahme gefunden, die vor beiden Auditorien demonstrirt wurden.

St. Petersburg, im April 1897.

Der Verfasser.

Erste Vorlesung.

Allgemeine Übersicht des Gegenstandes. Die Methodik.

Meine Herrn! Die Physiologie der Verdauungsdrüsen beschäftigt mein Laboratorium, d. h. mich und meine Mitarbeiter, schon seit vielen Jahren und ich glaube, dass wir Resultate erzielt haben, denen eine ernstliche theoretische und praktische Bedeutung zukommt. Die sekretorische Arbeit des Verdauungskanals — soweit sie sich in seinen wichtigsten drüsigen Organen, dem Magen und dem Pankreas abspielt — hat sich bei weitem nicht derartig erwiesen, wie sie in den Lehrbüchern dargestellt wird und folglich auch in dem Vorstellungskreise der Ärzte lebt. Daraus entsprang für uns das Verlangen, berichtigte und vervollständigte Lehren an Stelle der alten Doktrinen zu setzen und ihnen im Leben Geltung zu verschaffen. In dieser Absicht hielt ich einen Vortrag[1]) in einer Festsitzung der Gesellschaft russischer Ärzte zu St. Petersburg, die dem Andenken des berühmten russischen Klinizisten S. P. Botkin gewidmet war; in dem kurzen Zeitraume einer Stunde konnte ich jedoch die Resultate langjähriger Arbeit nur in allgemeinen Umrissen wiedergeben und war — dieses halte ich für einen wesentlichen Mangel — der Möglichkeit beraubt, meine Worte durch Vorweisung von Versuchen zu dokumentieren, meine Zuhörer durch das Experiment zu überzeugen. Diese Lücke sollen meine jetzigen Vorlesungen

---

[1]) Verhandlungen der Gesellsch. russ. Ärzte zu St. Petersburg. 1894 bis 1895 (russisch).

ausfüllen, die ich hiermit Ihrer wohlwollenden Beachtung empfehlen
möchte. Das Material zu diesen Vorlesungen ist Arbeiten entnommen, die zum grössten Teile bereits im Druck erschienen
sind, doch werden auch manche noch unveröffentlichte Daten, die
dem Laboratorium zur Verfügung stehen, in ihnen Berücksichtigung finden.

Im Hinblick auf die Hauptaufgabe, die der Verdauungskanal im Organismus zu erfüllen hat, kann man ihn offenbar eine
chemische Fabrik nennen, die das ihr zugeführte Rohmaterial —
die Nahrung — einer im wesentlichen chemischen Bearbeitung
unterwirft, um sie zur Aufnahme in die Säftemasse des Körpers
und zur Unterhaltung des Lebensprozesses tauglich zu machen.
Diese Fabrik besteht aus einer Reihe von Abteilungen, in denen
die Nahrung nach ihren Eigenschaften gesichtet und entweder
zeitweilig zurückgehalten oder aber sogleich in die nächste Abteilung weiterbefördert wird. Der Fabrik, und zwar ihren einzelnen Abteilungen werden spezielle Reagentien zugeführt, die
entweder in benachbarten kleinen Werkstätten bereitet werden,
die ihren Sitz in den Mauern der Fabrik selbst aufgeschlagen
haben, oder aber entfernteren, gesonderten Organen entstammen,
die, grösseren chemischen Fabriken vergleichbar, mit der Haupt-
fabrik durch ein die Reagentien leitendes Röhrensystem verbunden
sind. Dieses sind die sogenannten Drüsen mit ihren Ausführungs-
gängen. Eine jede Fabrik liefert ihre spezielle Flüssigkeit, ihr
spezielles Reagens, welches, mit bestimmten chemischen Eigenschaften begabt, nur auf bestimmte Teile der Nahrung einwirkt,
die gewöhnlich ein kompliziertes Gemenge verschiedener Substanzen darstellt. Diese Eigenschaften der Reagentien werden
hauptsächlich durch ihren Gehalt an besonderen Stoffen, den
sogenannten Fermenten, bedingt. Die einzelnen Reaktive, Verdauungssäfte, wie man sie gewöhnlich nennt, verändern bald nur
eine einzige Art der Nahrungsstoffe, bald mehrere zu gleicher
Zeit; dabei vereinigen sie die Fähigkeiten vieler einzelner Reaktive
in sich, freilich mit einigen Besonderheiten im Detail der Wirkung.
Jedoch selbst ein Reagens, das nur e in Ferment enthält, ist
eine sehr komplizierte Flüssigkeit, da es ausser dem Fermente

auch noch andere Stoffe in Lösung führt: Alkalien, Säuren, Eiweiss u. s. w.

All' dieses hat die Physiologie erfahren, indem sie die erwähnten Reagentien oder die reinen Fermente aus dem Organismus gewann und im chemischen Glase ihre Wirkung auf die
Bestandteile der Nahrung und ihr gegenseitiges Verhalten zu
einander prüfte. Hauptsächlich auf Grund der so erworbenen
Kenntnisse hat dann die Wissenschaft die Lehre von der Verarbeitung der Nahrung, oder, wie man sagt, von der Verdauung aufgebaut.

Unsere Vorstellung vom Verdauungsprozess, die ja im wesentlichen deduktiv konstruiert ist, leidet jedoch offenbar an vielen
und nicht geringfügigen Mängeln. Es liegt ohne Zweifel noch
eine ganze Kluft zwischen einer derartigen Kenntnis einerseits
und der physiologischen Realität und den empirischen Lehren der
Diätetik andererseits. Viele Fragen bleiben noch unentschieden,
viele sogar nicht einmal aufgeworfen. Weshalb ergiessen sich
die Reaktive in einer solchen, und nicht in einer anderen Reihenfolge auf das Rohmaterial? Weshalb werden die Eigenschaften
der einzelnen Reagentien oft in anderen wiederholt und miteinander kombiniert? Werden stets sämtliche Reaktive auf die Speise
ergossen und geschieht dieses bei jeder Speise, die in den Verdauungskanal gelangt? Sind die Reaktive Schwankungen unterworfen und wie, weshalb und wann vollziehen sich diese
Schwankungen? Betreffen sie gleichzeitig die Zusammensetzung
sämtlicher Reaktive oder können sich die letzteren einzeln verändern, und zwar in den verschiedenen Fällen ein jedes in verschiedener Weise, sowie es der Beschaffenheit des jeweiligen
Rohmaterials entspricht? Wie verhalten sich die Reaktive bei
einer verstärkten oder verminderten Thätigkeit der Fabrik? Spielt
sich nicht zuweilen eine Art Kampf zwischen den einzelnen Bestandteilen der Nahrung ab, indem der eine Bestandteil ein
Reaktiv braucht, das die Einwirkung der anderen Reaktive auf
die übrigen Bestandteile der Nahrung stören würde? u. s. w.
u. s. w. Niemand kann bestreiten, dass diese Fragen zur thatsächlichen Charakteristik unseres Gegenstandes gehören. Man

1*

darf sich den Mechanismus der Verdauung nicht in der abstrakten
Weise vorstellen, wie sie der Physiologie der Gegenwart geläufig
ist. Die Differenzierung und Mannigfaltigkeit der Reaktive weist
gebieterisch darauf hin, dass die Arbeit des Verdauungskanals in
jedem einzelnen Falle kompliziert entworfen, fein ausgeführt und
der jeweiligen Aufgabe angepasst ist. Wenn wir weiter darüber
nachdenken, so müssen wir a priori zugeben, dass für eine jede
Speise, d. h. für ein jedes Gemenge von zu verarbeitenden Stoffen,
eine entsprechende Kombination von Reaktiven und ihren Eigenschaften geliefert wird. Deshalb ist es nicht zu verwundern, dass
die Diätetik, von allgemeinen empirischen Grundregeln abgesehen,
in ihren theoretischen Erklärungen und im Detail einen der am
meisten verwickelten Abschnitte der Therapie darstellt. Es ist
für den Physiologen nicht genug, die Elemente der Verdauung,
die Wirkung der einzelnen Reaktive zu kennen; um seinen
Gegenstand voll zu beherrschen, muss er auch den thatsächlichen
Ablauf des Verdauungsprozesses in den Kreis seiner Beobachtung
ziehen. Dessen waren sich natürlich viele Forscher bewusst; sie
haben versucht, dieser Forderung Genüge zu leisten und hätten
es auch gethan, wenn sich eine leichtere Möglichkeit dazu geboten hätte.

Eine umfassende Kenntnis des Verdauungsvorganges kann
auf zwei Wegen erworben werden: erstens, wenn die Wissenschaft untersucht, in was für einem Zustande der Verarbeitung
sich das Rohmaterial an jedem einzelnen Punkte des Verdauungskanals befindet (diesen Weg gingen Brücke, Ludwig und seine
Schule und andere Forscher), und andererseits, wenn sie genau
ermittelt, wie viel von dem Verdauungsreaktiv für jeden einzelnen
Bestandteil der Speise und für diese in ihrer Gesamtheit sezerniert
wird, wie diese Reaktive beschaffen sind, und wann sie sich in
den Verdauungskanal ergiessen (dieses ist der Weg der zahl-
reichen Forscher, welche den Sekretionsverlauf der Verdauungssäfte untersucht haben).

Unsere Untersuchungen gehören der zweiten Reihe an.
Das Hemmnis, das die früheren Forscher aufhielt, entsprang ihrer
mangelhaften Methodik. Man sagt oft und nicht mit Unrecht,

dass die Wissenschaft stossweise fortschreite, abhängig von den Erfolgen, welche die Methodik erzielt. Mit einem jeden Schritt, den die Methodik vorwärts thut, erklimmen wir gleichsam eine höhere Stufe, von der sich uns ein weiterer Gesichtskreis eröffnet, über Gegenstände, die wir früher nicht sahen. Unsere erste Aufgabe bestand deshalb in der Ausarbeitung einer Methodik. Wir sollen beobachten, wie sich die Reaktive auf die Nahrung ergiessen, die in unsere Fabrik eingeliefert wird. Dazu ist im idealen Falle die Erfüllung vieler und schwieriger Bedingungen notwendig. Wir müssen in der Lage sein, das Reaktiv z u   j e d e r Z e i t   z u   e r h a l t e n, sonst könnten sich uns wichtige Thatsachen entziehen; es muss in vollkommenem r e i n e m   Z u s t a n d e   s e i n, denn widrigenfalls könnten wir nicht beurteilen, wie sich seine Zusammensetzung ändert; wir müssen genau s e i n e   M e n g e   b e - s t i m m e n   k ö n n e n und endlich ist es notwendig, dass d e r V e r d a u u n g s k a n a l   r e g e l r e c h t   f u n k t i o n i e r t,   u n d   d a s V e r s u c h s t i e r   v o l l k o m m e n   g e s u n d   i s t.

Es ist naturgemäss, dass sich die Physiologie der Lösung dieser schweren Aufgabe nur allmählich näherte, nicht wenig ver- gebliche Mühe darauf verwandte und viele ihrer Bestrebungen erfolglos sah, trotzdem zahlreiche und hervorragende Vertreter unserer Wissenschaft ihre Aufmerksamkeit auf diesen Gegenstand gelenkt hatten.

Wir beginnen unsere Betrachtung mit der Bauchspeichel- drüse, als mit dem einfacheren Falle. Es möchte scheinen, dass hier unsere Aufgabe sehr leicht sei. Wir haben blos den Aus- führungsgang aufzusuchen, durch den das Produkt der Drüsen- arbeit in den Darm geleitet wird, ein Röhrchen in ihm zu be- festigen und der Flüssigkeit freien Abfluss nach aussen in irgend ein Messgefäss zu gewähren. Dieses alles ist in der That sehr leicht gethan, unsere Aufgabe jedoch wird hierdurch noch lange nicht gelöst. Obgleich sich das Tier auf der Höhe der Verdauung befindet, fliesst nach dieser Operation meistenteils gar kein Pankreassaft aus der Röhre, oder er fliesst in einer sehr geringen, offenbar subnormalen Menge. Hierbei kann weder die Rede davon sein, den zeitlichen Verlauf der Sekretion zu untersuchen, noch

auch die Veränderungen des Saftes in Abhängigkeit von der
Nahrung zu beobachten. Im weiteren Verlauf der Untersuchung
hat sich herausgestellt, dass unsere Drüse ein sehr zartes Organ
ist, und durch die unerlässlichen Operationsbedingungen (Ver-
giftung zur Narkose, Eröffnung der Bauchhöhle) eine derartige
Störung ihrer Thätigkeit erleidet, dass in der Mehrzahl der Fälle
auch nicht eine Spur der normalen Funktion übrig bleibt. Diese
Methode ist in der Wissenschaft unter dem Namen der temporären
Pankreasfistel bekannt; ihr Misserfolg hat naturgemäss auf andere
Verfahren hingeleitet.

Man hoffte eine Verbesserung dadurch zu erzielen, dass man
den Saft auch nach Ablauf der Operation, also zu einer Zeit ge-
winnen lernte, wo der hemmende Einfluss der Operation voll-
kommen gewichen war. Es handelte sich folglich darum, dem
Safte für längere Zeit freien Abfluss aus dem Ausführungsgange
zu sichern. Dieses sollte dadurch erreicht werden, dass man ein
Glasröhrchen in den Ausführungsgang einband, es durch die
Bauchwand nach aussen leitete und das Tier dann leben liess
(Claude Bernard), oder dass man im Ausführungsgang ein
T-förmig zusammengedrehtes Stück Bleidraht befestigte (die Schule
Ludwigs). Diesem Verfahren legte man den Namen der beständigen (permanenten) Pankreasfistel bei. Beide Modifikationen
erwiesen sich zweckmässig, jedoch auch nur für kurze Zeit; gewöhnlich für 3 bis 5 Tage, in Ausnahmefällen bis zu 9 Tagen.
Nach dieser Frist fiel das Glasröhrchen heraus und die Fistel
schloss sich, auch der Bleidraht vermochte nicht den Verschluss
der Fistel zu verhindern. Eigentlich muss also auch dieses Verfahren als temporäres angesehen werden. Doch nicht hierin allein
liegt sein Mangel. Wenn der hemmende Einfluss der Operation
nach 1 bis 2 Tagen vergangen war, so stellte sich in vielen
Fällen ein neuer, ebenfalls nicht normaler Zustand ein, eine fortwährend Erregung der Drüse, unabhängig davon, ob der Hund
gefressen hatte, oder hungerte. Es frägt sich nun, was besser
ist, die temporäre oder die beständige Fistel? Offenbar sind beide
Methoden mit einem Fehl behaftet. Wie bei der temporären
Fistel die normalen Verhältnisse durch den hemmenden Einfluss

der Operation entstellt sind, so sind sie es bei der sogenannten permanenten Fistel durch den entzündlichen Vorgang im Pankreas, der sich, besonders in alten Laboratorien, oft in den ersten Tagen nach der Operation einstellt.

Es blieb nur eins übrig: einen solchen Zugang zum Drüsenlumen zu schaffen, der unbegrenzt lange offen bliebe, bis die obenerwähnten Störungen gänzlich geschwunden seien. Ein solches Verfahren ist zuerst von mir im Jahre 1879 angegeben und dann unabhängig von mir im Jahre 1880 von Heidenhain[1]) beschrieben worden.

Das Verfahren besteht in folgendem (ich beschreibe hier meine Operation, die sich von der Operation Heidenhains ein wenig unterscheidet): Aus der Wand des Zwölffingerdarms wird ein rautenförmiges Stück mit der normalen Mündung des Pankreasganges herausgeschnitten, der Darm ohne wesentliche Verengerung seines Lumens vernäht und das ausgeschnittene Stück Darmwand mit der Schleimhaut nach aussen in die Öffnung der Bauchwand eingenäht. Alles verheilt sehr gut, die Operation erfordert kein besonderes Geschick, ist von kurzer Dauer (etwa eine halbe Stunde) und wird von den Tieren gut vertragen. Nach 2 Wochen ist das Tier zur Beobachtung fertig. In der verheilten Bauchwunde kann man nun eine rundliche, 7 bis 10 mm im Durchmesser betragende Erhöhung gewahren; sie ist aus Schleimhaut gebildet und lässt die spaltenförmige Öffnung des Ausführungsganges, in gut gelungenen Fällen gerade in der Mitte, erkennen. Wenn man jetzt das Tier in einem passenden Gestell postiert, so kann man den Saft entweder direkt in Tropfen von der Schleimhautpapille sammeln, oder aber, wenn er Neigung zeigt an der Bauchwand herabzufliessen, mit Hilfe eines Trichters auffangen, den man mit seiner weiten Mündung an der betreffenden Stelle des Bauches fixiert. Beide Übelstände, von denen die Forscher bei der temporären und bei der permanenten Fistel verfolgt wurden, existieren nun nicht mehr. Ohne Zweifel befindet sich die Drüse in einem normalen Zustand, doch hat hiermit das Missgeschick des Experimentators noch nicht sein Ende erreicht. Bald wird die Haut

---

[1]) Hermann's Handbuch der Physiologie, Bd. V.

der Bauchwand durch den ausfliessenden Saft heftig maceriert,
stellenweise treten sogar grössere blutende Flächen auf. Dieses
irritiert beständig das Tier und vereitelt das Sammeln eines reinen
Sekretes mittels des Trichters. Was soll man dagegen thun?
Es hilft vieles; so z. B. häufiges Abwaschen der macerierten
Stellen mit Wasser und Bestreichen derselben mit mildernden
Salben; sicherer noch wird die Heilung erstrebt, wenn das Tier
täglich auf viele Stunden mit dem Trichter armiert in das Gestell
eingebunden wird; jedoch am besten verfährt man, wenn man
das Tier ausserhalb der Versuchszeit auf porösen Stoffen, etwa
Sägespähnen, Sand, Kalkschutt etc. lagert. Viele Tiere ver-
fallen darauf, sich dann so auf den Bauch zu legen, dass der
aus der Öffnung hervorsickernde Saft sogleich von dem porösen
Material aufgesogen wird; auf diese Weise wird dann die Be-
netzung und Macerierung der Haut am schnellsten und sichersten
vermieden. Es ist interessant, dass der Hinweis auf das zuletzt erwähnte Verfahren von einem der operierten Hunde selbst herrührt.

Ich erlaube mir, diesen interessanten Fall genauer zu berichten. Bei einem der nach meinem Verfahren operierten Hunde
machte sich 10 bis 15 Tage nach der Operation die ätzende
Wirkung des Saftes auf die Haut geltend. Die angewandten
Mittel hatten keinen rechten Erfolg. Der Hund pflegte zur Nacht
im Laboratorium angebunden zu sein. Eines Morgens fanden wir
zu unserem nicht geringen Ärger neben dem gewöhnlich sehr
artigen Tiere einen Haufen Mörtel, den es aus der Wand heraus-
gebrochen hatte. Der Hund wurde an einer anderen Stelle des
Zimmers angekettet. Am nächsten Morgen bot sich uns der nämliche Anblick dar, wiederum war ein Vorsprung der Mauer beschädigt. Zugleich bemerkten wir, dass der Bauch des Hundes
trocken und die Reizerscheinungen der Haut wesentlich zurück-
gegangen waren. Jetzt erst begriffen wir den wahren Zusammenhang der Dinge. Wir bereiteten dem Tiere ein Lager aus Sand;
die Mauern wurden nicht mehr beschädigt und der Saftfluss hörte
auf, dem Tiere zu schaden. Wir (Dr. Kuwschinski und ich)
erkannten mit Dankbarkeit an, dass das Tier durch seinen Verstand nicht nur sich selbst, sondern auch uns geholfen hatte. Es

wäre schade, wenn dieses Faktum für die Psychologie der Tierwelt verloren ginge. Hiermit hatten wir ein weiteres Hindernis überwunden, unser endgiltiges Ziel aber doch noch nicht erreicht. Drei bis vier Wochen nach der Operation erkrankt auf einmal das Tier, das sich vorher sichtlich wohl befunden hatte. Beinahe plötzlich verweigert es die Nahrung und bietet die Anzeichen einer schnell zunehmenden Schwäche dar; meistenteils ist dieser Zustand von konvulsivischen Symptomen, zuweilen geradezu von Anfällen allgemeiner, sehr heftiger Krämpfe begleitet; nach 2 bis 3 Tagen tritt dann der Tod ein. Offenbar liegt hier eine eigenartige Erkrankung des Tieres vor. An eine Inanition darf man nicht denken: das Tier verendet oft bei beinahe normalem Körpergewicht. Die Voraussetzung irgend einer postoperativen Erkrankung, etwa einer schleppenden Peritonitis, müssen wir auch fallen lassen, da weder der Zustand des Tieres vor dem Tode, noch das Resultat der Sektion dafür Anhaltspunkte geben. Endlich kann man die Möglichkeit einer Autointoxikation durch die Produkte einer ungenügenden und anormalen Verdauung ausschliessen, die, wie Dr. Agrikoljanski in seiner Dissertation[1]) meint, durch den Verlust einer bedeutenden Menge Pankreassaftes bedingt wäre. Erstens werden oft vor dem Tode durchaus keine Anzeichen einer Verdauungsstörung beobachtet; weder Erbrechen, noch Durchfälle, noch Obstipation. Zweitens haben uns spezielle Versuche, in denen der Pankreasgang unterbunden und durchschnitten wurde, von der gänzlichen Unschädlichkeit dieses Eingriffs überzeugt. Es bleibt also nur übrig anzunehmen, dass das Tier durch den Abfluss des Pankreassaftes nach aussen etwas verliert, was ihm für den regelrechten Ablauf der Lebensprozesse notwendig ist. Von diesem Gedanken ausgehend, wandten wir zwei Verfahren an, um unsere Tiere vor der Erkrankung zu schützen. Da wir wussten, dass die Art der Nahrung einen kolossalen Einfluss auf die Zusammensetzung und die Menge des Pankreassaftes ausübt, strichen wir (Dr. Wassiljew) das Fleisch vollständig aus dem Regimen

---

[1]) Über den Einfluss des salpetersauren Strychnins auf die Absonderung des Pankreassafts beim Hunde. Inaug.-Diss. St. Petersburg 1893 (russisch).

dieser Hunde und fütterten sie ausschliesslich mit Brot und mit
Milch. Andererseits behielten wir im Auge, dass der Körper im
Pankreassaft sehr viel Alkali verliert und fügten deshalb zu der
Nahrung unserer Hunde beständig eine gewisse Menge Soda hinzu.
(Dr. Jablonski.)

Mit Hilfe dieser zwei Massregeln gelingt es ziemlich leicht,
ein Tier mit einer permanenten Pankreasfistel zu erhalten, welches
durch viele Monate und Jahre zu Experimenten dienen kann,
ohne dass besondere prophylaktische Massregeln beobachtet werden. Natürlich sind die Schwierigkeiten, mit denen man bei der
Behandlung der einzelnen Tiere zu kämpfen hat, je nach dem
Individuum sehr verschieden; doch wird man unter 4 bis 5 Hunden gewöhnlich einen finden, der sich seinem Zustand auch ohne
Pflege vortrefflich anpasst. Auf welche Weise hier die Soda
hilft, bleibt vorläufig noch unaufgeklärt. Möglich, dass durch die
Zufuhr von Soda in der That ein schädliches Alkalidefizit des
Blutes kompensiert wird; möglich ist es aber auch, dass die Soda
dadurch wirkt, dass sie, wie Dr. Becker zeigte, die Saftsekretion
einschränkt. Im letzteren Falle würde es freilich unklar bleiben,
welcher Natur der Stoff ist, dessen Verlust so schädlich auf den
Organismus wirkt. Sie sehen, dass diese Frage von grosser Wichtigkeit ist, denn wir haben es hier mit einem neuen pathologischen Zustand des Organismus zu thun, der sich experimentell
hervorrufen lässt. Mit dieser Frage hat sich Dr. Jablonski in
unserem Laboratorium beschäftigt; ihre Bearbeitung wird noch
weiter fortgesetzt.

Der Saft wird mit Hilfe eines gläsernen, besser metallenen
Trichters gesammelt, der durch um den Leib geknüpfte elastische
Schnüre oder dünne Gummischläuche fest an den Bauch ange-
drückt wird, sodass seine weite Öffnung die Mündung des Pankreasganges umfasst. Am Halse des Trichters sind Häkchen
angebracht, an die man einen kalibrierten Cylinder anhängt. Das
Tier wird in seinem Gestell befestigt. Wenn diese Einrichtung
für den Beobachter durchaus bequem ist, so gilt dieses weniger
für den Hund; das Tier wird bald müde und unruhig. Jedoch
lernen es die Hunde bald, auch unter diesen Umständen vortreff-

lich zu schlafen, besonders wenn man ihnen ihre Lage, etwa durch Stützen des Kopfes, bequemer macht. Bei Hunden, die ihren Laboratoriumsdienst eben erst beginnen, ist es besser, den Saft in liegender Stellung zu sammeln; es ist dann notwendig, ein geeignetes Gefäss unterhalb der Mündung des Ganges mehr oder weniger fest an die Bauchwand anzudrücken.

Ich habe alle diese Zufälle, die sich bei der Anlegung der permanenten Pankreasfistel ereignen können, nicht ohne Absicht geschildert; ich wollte zeigen, wie schwer bei der Eigenart unseres Materials die Lösung anscheinend leichter Aufgaben werden kann.

Natürlich ist auch unsere Lösung der Aufgabe noch keine ideale. Es wäre in hohem Grade wünschenswert, eine Methode zu besitzen, die uns erlauben würde, den Saft nach Belieben während des Experimentes nach aussen, in der Zwischenzeit aber in den Darm zu leiten. Hierbei würde nicht nur dem Organismus viel Pankreassaft erhalten bleiben, sondern es wäre auch die Möglichkeit ausgeschlossen, dass die Thätigkeit der Verdauungsdrüsen durch die Pankreasfistel eine bedeutende Störung erlitte. Man kann mit einigem Recht annehmen, dass der beständige Verlust eines so wichtigen Reaktivs wie der Pankreassaft einerseits durch eine gesteigerte, oder überhaupt veränderte Thätigkeit der übrigen Verdauungsdrüsen kompensiert wird; andererseits aber kann dieser Verlust durch eine Entwertung des nutzlos auf den Boden fliessenden Saftes weniger schädlich gemacht werden. Jedoch muss man nicht die Bedeutung dieser etwas gesuchten Voraussetzungen überschätzen. In der weiteren Darlegung werden wir uns davon überzeugen, wie zahlreich, klar, unstreitig und lehrreich die Resultate sind, die wir mit unserer Methode erhalten haben. — Einer vollkommen tadellosen Methodik nähert sich das Verfahren, das der italienische Forscher Foderà[1]) vor kurzem veröffentlicht hat Es gelang ihm, ein T-förmiges Metallröhrchen in den Ausführungsgang einzuheilen, sodass er, wie man annehmen muss, den Saft entweder von aussen sammeln, oder nach Ver-

---

[1]) Moleschotts Untersuchungen zur Naturlehre der Menschen und der Tiere. Bd. XVI. 1896.

schluss des äusseren Endes der Röhre in den Darm ableiten
konnte. Dieses Verfahren besitzt aber augenblicklich noch einen
wichtigen Übelstand: wir haben keine Garantie dafür, dass trotz
des Ausfliessens des Saftes aus der Röhre nicht ein unbestimmtes
Quantum desselben in den Darm gelangt.

Die Methodik der Gewinnung und Beobachtung des **Magen-
sekretes** hat einen nicht weniger langwierigen und schweren
Entwicklungsgang zurückgelegt. Wir übergehen hier die älteren
und offenbar gänzlich unzulänglichen Verfahren und betrachten
dafür den Ausgangspunkt unserer jetzigen Methodik, die Anlegung der Magenfistel, etwas genauer. Im Jahre 1842 kam
unserem Landsmann Prof. **Bassow**[1]) und im Jahre 1843 unabhängig davon dem französischen Arzt **Blondlot**[2]) der Gedanke,
bei Tieren künstlich den chirurgischen Krankheitsfall eines ameri-
kanischen Arztes zu reproduzieren, der bei seinem Patienten nach
einer Schusswunde eine beständige, nicht verheilende Öffnung
entstehen sah, die von der Bauchwand direkt in den Magen
führte. Deshalb machten sie bei Hunden von der Bauchhöhle
aus eine Öffnung in den Magen und befestigten darin eine
metallene Röhre, die von aussen durch einen Korkstopfen geschlossen war. Die Röhre heilt in der Bauchwand fest ein und
kann viele Jahre an ihrer Stelle bleiben, ohne dem Tiere den
geringsten Schaden zuzufügen.

Diese Methode hat damals sehr grosse Hoffnungen geweckt,
da man durch die Fistel jederzeit leichten und freien Zutritt zu
der Magenhöhle erhalten konnte. Jedoch je länger, desto mehr
machten diese anfänglichen Hoffnungen einer wachsenden Ent-
täuschung Platz. Um das Ferment des Magensafts zu untersuchen, bedienten sich nun fast alle Forscher der Infuse, die aus
der Schleimhaut bereitet waren, denn aus der Magenfistel konnte
man nur sehr wenig und sehr unreinen Saft erhalten. Da sich
der Magensaft stets mit der Speise vermengte, war es gleichfalls
sehr schwer, sich einen Begriff von dem Verlauf der Sekretion

---

[1]) Bulletin de la soc. des natur. de Moscou, T. XVI.
[2]) Traité analytique de la digestion 1843.

bei der Verdauung und von den Eigenschaften des bei verschiedenen Bedingungen sezernierten Magensafts zu machen. Deshalb wurden Stimmen laut, welche die Magenfistel beschuldigten, sie hätte keine der darauf gesetzten Hoffnungen gerechtfertigt und sei völlig nutzlos gewesen.

Dies Urteil war natürlich übertrieben und durch den Verdruss hervorgerufen, dass unsere Kenntnis der sekretorischen Vorgänge im Verdauungskanal und speziell im Magen so langsame Fortschritte machte. Wie viel wichtige Beobachtungen sind nicht früher an der Magenfistel gemacht worden! Man brauchte dieselbe nur durch eine kleine Modifikation zu vervollkommnen, um grundlegende Fragen mit ihrer Hilfe endgiltig zu lösen.

Im Jahre 1889 führten wir (ich und Frau Schumow-Simanowski) an einem Hunde, der eine gewöhnliche Magenfistel besass, die Operation der Oesophagotomie aus, d. h. wir durchschnitten die Speiseröhre am Halse und heilten ihre beiden Stümpfe gesondert in die Winkel der Hautwunde ein. Hierdurch erzielten wir eine vollständige anatomische Trennung der Mund- und Magenhöhle. Die so operierten Tiere erholen sich bei guter Pflege vollkommen und leben viele Jahre in bester Gesundheit. Selbstverständlich muss man zur Fütterung die Speise direkt in den Magen hineinlegen. An solchen Tieren kann man folgendes interessantes Experiment anstellen: Wenn man dem Hunde Fleisch zu fressen giebt, so fällt es natürlich durch den oberen Abschnitt der Speiseröhre wieder heraus; aus dem gänzlich leeren, vorher mit Wasser rein ausgespülten Magen beginnt aber eine ergiebige Sekretion von vollkommen reinem Magensaft, die solange andauert, als das Tier Fleisch frisst, und sogar noch einige Zeit länger. Auf diese Weise kann man mit Leichtigkeit Hunderte von Kubikzentimetern Magensaft erhalten. Ich lasse vorläufig, bis zu den nächsten Vorlesungen, die Frage offen, weshalb unter diesen Bedingungen der Magensaft fliesst, und was für eine Bedeutung diese Erscheinung für die ganze Verdauung besitzt, und bemerke blos, dass die Aufgabe, reinen Magensaft zu gewinnen, durch diese Methode endgiltig gelöst wird. Sie können aus einem so operierten Tier je um einen Tag, oder selbst täg-

lich ein paar hundert Kubikzentimeter Saft gewinnen, ohne dass
seine Gesundheit merklichen Schaden leidet; d. h. Sie können
von Ihrem Hunde Magensaft beinahe ebenso gewinnen, wie man
von einer Kuh Milch gewinnt.

Sie brauchen jetzt nicht mehr zu den Fermentversuchen
Infuse aus der Schleimhaut zu bereiten; viel bequemer, viel
schneller, ohne Ihr Tier zu töten, können Sie jetzt über riesige
Mengen Ferment in möglichst reiner Gestalt verfügen. Das
operierte Tier wird zur unerschöpflichen Fabrik des schönsten
Reinprodukts. Darauf müsste, wie mir scheint, auch die pharma-
zeutische Praxis ihr Augenmerk lenken, wenn die Medizin es für
nützlich, in vielen Fällen sogar für notwendig hält, Pepsin und
Salzsäure zu ordinieren. Von Dr. Konowalow wurden Lösungen
käuflichen Pepsins und der natürliche Magensaft, wie er von
unseren Hunden erhalten wird, einer genauen vergleichenden
Prüfung unterzogen, und es ergab sich, dass die ersteren auch
nicht entfernt daran denken können, eine Konkurrenz mit dem
letzteren auszuhalten. Der Umstand, dass der Magensaft eben
von einem Hunde herstammt, wird wohl kaum ein ernstes
Hindernis für seine Verwendung und Verbreitung als pharma-
zentisches Präparat abgeben. Vielfache Versuche im Laboratorium
an uns selbst haben eher von seiner Zuträglichkeit, als von irgend
einem Schaden gezeugt. Der Geschmack des Magensafts ist
keineswegs unangenehm, er unterscheidet sich in nichts vom Ge-
schmacke einer Salzsäurelösung von entsprechender Stärke. Um
Vorurteile zu vermeiden, könnte man ja ebenso Magensaft von
Tieren gewinnen, deren Fleisch vom Menschen genossen wird.
Ich kann mich hier nicht enthalten, mein Bedauern darüber zu
äussern, dass diese Sache, die jedenfalls verdient, geprüft zu
werden, bei uns in Russland nicht prosperiert, obgleich ich schon
oft die Aufmerksamkeit meiner Kollegen — Ärzte — darauf gelenkt habe. Der Wunsch, nochmals mein Glück zu versuchen,
war der Grund zu dieser Abschweifung von der Besprechung
unserer Methodik. Seit vorigem Jahre wird der reine Magensaft
von Hunden, welcher von Dr. Frémont aus dem nach dem
Prinzip der Thiry'schen Darmfistel isolierten Magen gewonnen

wird, im Auslande als therapeutisches Agens bei verschiedenen
Erkrankungen des Verdauungskanals empfohlen. Wird nicht
auch bei uns ein uns längst bekanntes Produkt mehr Glück
haben, wenn es unter fremdländischer Flagge erscheint?

Ich kehre zur Methodik zurück. Die Frage von der Gewinnung eines reinen Magensafts wäre somit erledigt, hiermit ist
jedoch noch nicht die Möglichkeit gegeben, die Absonderung des
Magensafts und seine Eigenschaften während der Verdauung zu
beobachten. — Offenbar ist hierzu die Erfüllung einer ganz aus-
schliesslichen Bedingung notwendig: das Fortbestehen einer normalen Magenverdauung bei gleichzeitiger quantitativer Gewinnung
gänzlich reinen Saftes. Das, was bei den anatomischen Verhältnissen der Bauchspeicheldrüse (bei der das Lumen, welches den
Saft führt, vollkommen von der speisehaltigen Darmhöhle getrennt ist) ganz einfach war, wird hier beim Magen zur grössten
Schwierigkeit, da seine Drüsen mikroskopisch sind und in den
Wandungen liegen, die den Aufnahmeraum der Speise umschliessen.

Ein wahrhaft glücklicher Gedanke, wie man in solchen
Fällen zu verfahren habe, rührt von Thiry her, welcher, um
reinen Darmsaft zu gewinnen, der ja auch aus mikroskopischen
Gebilden der Darmwand hervorquillt, und um seinen Sekretionsverlauf zu studieren, ein cylindrisches Stück Darm herausschnitt,
aus ihm einen Blindsack bildete und denselben in die Öffnung
der Bauchwunde einnähte. Diesen Gedanken verwertete im
Jahre 1875 Klemensiewicz[1]), um das reine Sekret des Pylorusteils des Magens zu erhalten, doch lebte sein Hund blos 3 Tage
nach der Operation. Heidenhain[2]) gelang es, einen solchen
Hund am Leben zu erhalten. Bald darauf isolierte Heidenhain[3]) ein Stück des Fundus des Magens, indem er daraus einen
Blindsack bildete, welcher sein Sekret nach aussen ergoss.

Auf diese Weise war die oben gestellte Forderung erfüllt
worden. Wenn die Nahrung in gewöhnlicher Weise in den grossen,

---

[1]) Sitzungsberichte der Wiener Akademie. 1875.
[2]) Pflügers Archiv, Bd. 18.
[3]) Pflügers Archiv, Bd. 19.

an seinem Platz belassenen Magen hineingelangte, begann aus
dem isolierten Stücke des Magens vollkommen klarer Saft herauszufliessen, dessen Menge man in beliebigen Zeiträumen genau
registrieren konnte. Um jedoch mit vollem Recht von der Thätigkeit dieses Blindsacks auf die normale Arbeit des Magens
bei einer normalen Verdauung zu schliessen, war es notwendig,
die Innervation des isolierten Stückes intakt zu erhalten. Bei
der Heidenhain'schen Operation war dieses offenbar nicht der
Fall, denn durch die Querschnitte, durch die das resezierte Stück
vom Magen abgetrennt wurde, wurden die Vaguszweige durchschnitten, die in Längsrichtung auf der Magenwand hinziehen.
Eine weitere Verbesserung der Methode war deshalb in der Be-
seitigung dieses Übelstandes zu suchen.

Zu diesem Zwecke haben wir (ich und Dr. Chigin) die
Operation Heidenhains folgendermassen verändert: Der erste
Schnitt, welcher im Fundusteil des Magens, an der grossen Kur-
vatur, 2 cm von der Grenze des Pylorusteils beginnt, wird in
Längsrichtung 10—12 cm weit fortgesetzt und durchtrennt die
vordere und hintere Wand des Magens. Dadurch wird ein drei-
eckiger Lappen gebildet, dessen Höhe in der Längsrichtung des
Magens liegt. Genau der Grundlinie dieses Lappens entsprechend
wird ein zweiter Schnitt, jedoch lediglich durch die Schleimhaut
geführt; die Muskelschicht und Serosa bleiben intakt. Die Schnitt-
ränder der Schleimhaut werden nach beiden Seiten hin von der
Submucosa abpräpariert und zwar zum Magen hin in der Breite
von 1 bis 1½ cm und zum Lappen hin in der Breite von 2 bis
2½ cm. Das Schleimhautstück, das zum grossen Magen gehört,
wird in der Hälfte seiner Breite zusammengeklappt und seine
Wundflächen miteinander vernäht. Aus dem Stück, das zum
Lappen gehört, wird eine Kuppel gebildet. Sodann wird sowohl
der Magen, als auch der Lappen längs der ersten Schnittlinie
durch Nähte geschlossen; zwischen ihren Höhlen ist dann ein
Septum gebildet, das aus zwei Schichten Schleimhaut besteht,
einer unversehrten (die Kuppel) und einer in der Mitte vernähten.
Nur bei Bildung einer Kuppel aus dem einen Schleimhautlappen
konnten wir ein Tier mit einer dauerhaften Fistel erhalten; sobald

wir beide Schleimhautlappen in der Mitte vernähten, bildete sich nach mehr oder minder kurzer Zeit eine Kommunikation zwischen dem Magen und dem Blindsack; das Tier war dann für unsere Zwecke untauglich. Noch sicherer ist es, aus der Schleimhaut nach beiden Seiten hin Kuppeln zu bilden. Kurz gesagt: wir schneiden aus dem Magen ein Längsstück aus und bilden aus ihm einen Cylinder, dessen eines offenes Ende wir in die Öffnung der Bauchwunde einnähen, dessen anderes Ende aber mit der Magenwand in Zusammenhang bleibt. Die Höhle des Blindsacks und die Magenhöhle werden durch ein Septum getrennt, das nur aus Schleimhaut gebildet ist. Zur grösseren Anschaulichkeit gebe ich hier eine Zeichnung der Operation, die der Arbeit Dr. Chigins entlehnt ist. (Fig. 1 u. 2 s. S. 18 u. 19.)

Natürlich wird durch unseren Zusatz die Operation Heidenhains bedeutend erschwert, jedoch erstehen wir, wie dieses weiter unten aus Versuchen ersichtlich ist, um den Preis dieser Erschwerung die erstrebte Intaktheit der nervösen Verhältnisse des Magens. Dieses ist daraus verständlich, dass bei uns die Fasern des Nervus vagus auch den isolierten Magen erreichen, indem sie zwischen der serösen und muskulären Schicht des Lappenstieles hinziehen. Die beschriebene Operation zieht keinerlei wesentliche Unbequemlichkeiten nach sich und bedroht auch nicht das Leben des operierten Tieres.

Jetzt müssten wir die Frage erörtern, ob die Thätigkeit unseres kleinen Magens ein richtiges Abbild der sekretorischen Arbeit des grossen Magens geben kann, da ja die Wand des letzteren bei der Verdauung mit der Speise in Berührung kommt, der kleine Magen jedoch leer bleibt. Eine genaue Beantwortung dieser Frage verschiebe ich bis auf eine der späteren Vorlesungen, wenn wir über ein grösseres faktisches Material verfügen werden. Jetzt will ich nur kurz mitteilen, dass ausser präzisen Folgerungen aus einer Reihe unzweifelhafter Fakten, auch vielzählige direkte Experimente, in denen der kleine und der grosse Magen hinsichtlich ihrer Arbeitsbedingungen und der Eigenschaften ihrer Sekrete verglichen wurden, keinen Zweifel daran lassen, dass wir mit Fug und Recht den kleinen Magen in Betracht ziehen dürfen, wenn

Fig. 1.

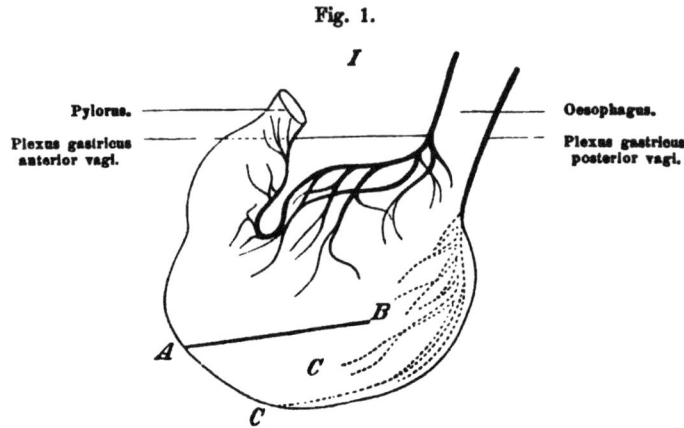

A B — Schnittlinie. — *C* — Lappen zur Bildung des Blindsacks.

es sich darum handelt, die Funktionen eines normalen Magens zu studieren. Schon in der nächsten Vorlesung wird sich unser kleiner Magen als lehrreiches Objekt dokumentieren, das eine ernste Beachtung verdient.

Wie schon früher erwähnt wurde, ist es in der letzten Zeit (nach Veröffentlichung unserer Methode) dem Dr. Frémont gelungen, den ganzen Magen des Hundes nach Thiry zu isolieren, d. h. das untere Ende des Oesophagus mit dem Duodenum zu vernähen und in den beiderseits geschlossenen Magen ein Fistelrohr einzuheilen. Dieses Verfahren kann jedoch blos zu einigen speziellen Versuchen über die Magensekretion dienen, wie ich später darlegen werde. Als allgemeine Methode leidet es an 2 wichtigen Übelständen: 1. bei der gewöhnlichen Verdauung können wir bei solchen Hunden schwerlich auf normale Sekretionsbedingungen rechnen, da ja hier die Magenschleimhaut nicht durch die Speise reflektorisch erregt werden kann; 2. wenn man hingegen Substanzen direkt in den Magen einführt, vermengt sich der Magensaft mit denselben. Was endlich die Gewinnung von Magensaft für praktische Zwecke anbetrifft, so bietet, wie es uns scheint, unsere Kombination der gewöhnlichen Magenfistel mit der

Fig. 2.

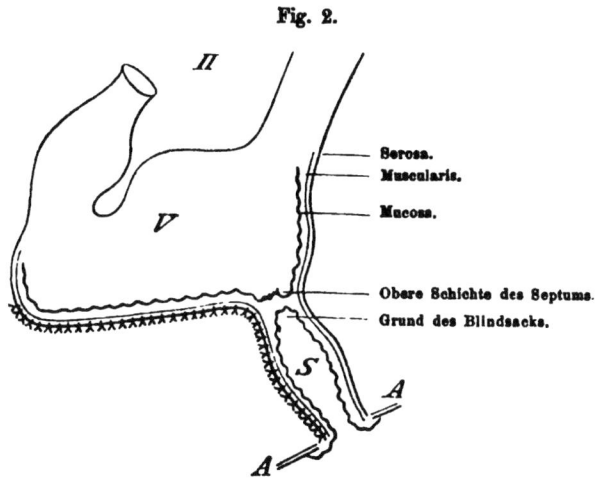

V — Magenhöhle. — *S* — Blindsack. — *A* — *A* — Bauchwand.

Oesophagotomie schon deshalb bedeutende Vorteile vor dem Verfahren Frémonts, weil sie operativ unvergleichlich einfacher ist und bei geeigneten Operationsbedingungen keine nutzlosen Opfer erfordert; überdies erfreuen sich unsere Hunde jahrelang einer blühenden Gesundheit. Ist dieses wohl mit den Hunden des Dr. Frémont der Fall?

Das übliche Verfahren, den Saft aus dem kleinen Magen aufzufangen, ist folgendes: In den Blindsack wird ein Röhrchen von Glas oder Gummi eingeführt, das an seinem inneren Ende vielfach durchlöchert ist. Das Röhrchen hält entweder von selbst oder wird durch eine elastische Schnur fixiert, die um den Leib des Tieres geführt wird. Der Saft wird entweder in liegender oder in stehender Stellung des Tieres aufgefangen.

Soviel ich augenblicklich beurteilen kann, muss diese Methode, einen isolierten kleinen Magen zu bilden, als einzig mögliche und im Prinzip richtige anerkannt werden; es bleiben zwar noch kleine Übelstände bestehen, die jedoch zum Detail der Sache gehören, so z. B. die Maceration der Wundränder und die Verluste an Magensaft; doch lassen sich diese Übelstände leicht ausgleichen

2*

oder sind an und für sich nicht von grosser Bedeutung und können späterhin gänzlich vermieden werden.

Im Interesse einer vollständigen Erforschung der gesamten sekretorischen Arbeit des Verdauungskanals muss man eine allseitige technische Vereinfachung der beschriebenen Methoden und die Ausmerzung ihrer nebensächlichen Übelstände wünschen, damit es möglich sei, an dem nämlichen Tiere mehrere Fisteln gleichzeitig anzulegen, ohne Leben und Gesundheit desselben zu gefährden. Aus der früher gegebenen Übersicht der Verdauungsarbeit ist zu ersehen, wie wichtig es wäre, das einstimmige Zusammenarbeiten der einzelnen Drüsen absolut genau und mit Berücksichtigung zeitlicher und quantitativer Verhältnisse zu erforschen; dieses kann aber nur dann geschehen, wenn an ein und demselben Tiere die Thätigkeit aller oder vieler Drüsen zu gleicher Zeit beobachtet wird.

Indem ich den methodischen Teil dieser Vorlesungen beschliesse, halte ich es nicht für überflüssig, auf die Bedeutung der chirurgischen Technik in der Physiologie hinzuweisen. Mir scheint, dass die chirurgische Methode, die ich der vivisektorischen gegenüberstelle, festeren Fuss in der Reihe der jetzt geübten Methoden fassen muss. Ich verstehe darunter die Ausübung (die technische Ausführung sowohl, wie die Ersinnung) mehr oder weniger komplizierter Operationen, die den Zweck haben, entweder gewisse Organe zu entfernen, oder tief im Organismus verborgene Prozesse der Beobachtung zugänglich zu machen, diese oder jene zwischen zwei Organen bestehende Abhängigkeit zu vernichten, oder, umgekehrt, eine neue zu schaffen u. s. w. u. s. w. Daran muss sich dann das Vermögen anschliessen, alle zugefügten Verletzungen zu heilen und den Allgemeinzustand des Tieres, soweit es dem Wesen der Operation nach möglich ist, zur Norm zurückzuführen.

Mir scheint eine solche Hervorhebung der operativen Methode hauptsächlich deshalb notwendig, weil, wie sich dieses mit jedem Tage mehr und mehr herausstellt, die üblichen blutigen Eingriffe bei dem einmaligen akuten Experimente eine grosse Fehlerquelle in sich bergen, denn die rohe Verletzung der Integrität des Orga-

nismus bringt eine Menge hemmender Einflüsse auf die Funktionen
verschiedener Organe mit sich. Der Gesamtorganismus, in dem
eine ungeheuer grosse Anzahl verschiedener Teile in der feinsten
Weise verkettet sind, um eine gemeinsame und zweckdienliche
Arbeit zu leisten, kann seinem Wesen nach unmöglich indifferent
gegen die Gewalten bleiben, die ihn zerstören; er muss im Interesse
des Ganzen die einen Funktionen hemmen, den anderen freien
Lauf lassen, um durch richtige Verteilung der Kräfte das zu retten,
was sich noch retten lässt. Dieser Umstand war früher, und ist es
noch jetzt, ein grosses Hindernis für die Bemühungen der analytischen Physiologie, in der Entwicklung der synthetischen Physiologie aber, wo es gilt, den realen Verlauf dieser oder jener Erscheinung am unversehrten und normalen Organismus festzustellen,
wird er zum unüberwindlichen Hemmnis. Zu alledem hat die
operative Findigkeit, als Mittel der physiologischen Forschung noch
lange nicht ihre Rolle in der Physiologie ausgespielt, sondern
kommt im Gegenteil, wie die Erlebnisse der Gegenwart darthun, eben
erst in Blüte. Wir erinnern an die Pankreasexstirpation durch
Minkowski, an die Überführung des Portalbluts in die Vena
cava inf. durch Dr. Eck und endlich an die erstaunlichen Operationen von Goltz, durch die er verschiedene Abschnitte des Central-
nervensystems entfernte. Werden nicht hierdurch viele physiologische Fragen erledigt und entstehen nicht aus ihnen unzählige
neue? Man wird mir einwenden, dass ich mich für etwas ereifere,
was schon besteht. Ja, aber erstens sind solche Operationen im
allgemeinen selten, werden nur hie und da ausgeführt. Wenn man
z. B. die Zahl der physikalischen Instrumente, die alljährlich zur
Erforschung physiologischer Erscheinungen vorgeschlagen und eingeführt werden, weiter die Zahl der physiologisch-chemischen
Methoden und ihrer Varianten mit der Anzahl derjenigen neuen
physiologischen Operationen vergleicht, nach denen das Tier am
Leben bleiben soll, so tritt die Armut der letzteren in argen Kontrast mit dem Reichtum der ersten. Zweitens ist es auffallend,
dass sehr viele dieser Operationen von Chirurgen und nicht von
Physiologen vollführt wurden; die Physiologen sehen eben dieses
nicht als wesentliche Aufgabe an oder verfügen nicht über die

dazu notwendigen Mittel. Das beredeste Zeugnis dafür, dass die chirurgische Methode in der Physiologie noch nicht die Stelle einnimmt, die ihr dem Interesse der Sache nach gebührt, liegt endlich darin, dass in dem Bauplan eines physiologischen Laboratoriums heutzutage eine in gehöriger Weise, d. h. zweckentsprechend eingerichtete chirurgische Abteilung noch gänzlich fehlt, obgleich es chemische, physikalische, mikroskopische und vivisektorische Abteilungen giebt.

Wenn häufige und komplizierte Operationen, die auf das Überleben der Tiere berechnet sind, ausgeführt werden sollen, so kann man dieses, sofern man Zeit und Mühe sparen will, nicht in den allgemeinen Laboratoriumsräumen thun, auch nicht die Vorschriften der zeitgemässen Chirurgie vernachlässigen. Es unterliegt keinem Zweifel, dass einzelne Operationen in den allgemeinen Laboratoriumsräumen selbst bei Beobachtung von anti- oder aseptischen Massnahmen nicht gelingen, nicht anschlagen werden, weil es beinahe unmöglich ist, während und besonders gleich nach der Operation eine genügende Reinlichkeit der Tiere zu erzielen, ohne eine geräumige und speziell dazu hergerichtete Abteilung zu besitzen. Ich weise z. B. auf die mir wohl bekannte Geschichte der Eck'schen Operation hin, welche in der Bildung einer Kommunikationsfistel zwischen der Vena porta und der Vena cava inf. besteht. In alten Laboratorien konnte ihr Erfinder trotz seines Scharfsinns und seiner Energie es nicht dazu bringen, die operierten Tiere längere Zeit am Leben zu erhalten. Dasselbe Missgeschick verfolgte auch Prof. Stolnikow, der unter Mithilfe von Dr. Eck die Operation wiederholte, ohne Hunde und Mühe zu sparen. Erst in der Operationsabteilung des physiologischen Laboratoriums des Instituts für experimentelle Medizin zu St. Petersburg, einer Anstalt, die damals eben erst gegründet war, mithin in einem in chirurgischem Sinne reinen Gebäude, wurde ein bedeutender Prozentsatz erfolgreicher Fälle erzielt. Diese glückliche Periode dauerte jedoch nur ein Jahr. Die physiologische Abteilung des Instituts war damals eng und deshalb ging, trotz aller angewandten Massregeln, die Verunreinigung des Laboratoriums so schnell vor sich, dass die nämliche Eck'sche Operation, von denselben, nur

noch geübteren Händen ausgeführt, zu einer fruchtlosen Zeit-
vergeudung wurde. Dieses dauerte trotz der Hartnäckigkeit der
Operatoren beinahe ein Jahr fort, bis im Institut ein neues physio-
logisches Laboratorium erbaut wurde, worin der operativen Abteilung grössere Räumlichkeiten zugemessen sind.

Ich erlaube mir, Ihre Aufmerksamkeit auf dieses, so viel
ich weiss, erste Beispiel einer speziellen Operationsabteilung in
einem physiologischen Laboratorium zu lenken. Vielleicht giebt
dieses Beispiel meinen Kollegen — den Physiologen — einige
nützliche Daten für die Einrichtung neuer physiologischer Institute.
Die Abteilung nimmt die Hälfte des oberen Stockwerkes ein,
ein Viertel des ganzen Laboratoriumsgebäudes. Sie besteht einerseits aus einer ganzen Reihe von Zimmern, in denen die Vorbereitungen zu den Operationen getroffen und diese selbst vollführt
werden. In dem ersten Zimmer wird das Tier in einer Wanne
gewaschen und auf besonderen Trockenplätzen abgetrocknet, in
dem nächsten wird es narkotisiert, das Operationsfeld rasiert und
mit antiseptischen Flüssigkeiten gewaschen; das dritte Zimmer
dient zur Sterilisation der Instrumente und der Wäsche, zum
Reinigen der Hände des Operateurs und zum Anziehen der Ope-
rationsmäntel; das vierte endlich ist ein Operationszimmer mit besonders ergiebiger Beleuchtung. In dieses Zimmer wird das
narkotisierte und vorbereitete Tier ohne Tisch von dem Operations-
personal hineingetragen. Die Diener dürfen nicht weiter gehen,
als bis in das zweite Zimmer dieser Abteilung. Von diesen Zimmern wird durch eine Kapitalwand eine ganze Reihe von Kabinen
getrennt, in denen die operierten Hunde die ersten 10 Tage nach
der Operation verleben. Jede Kabine besitzt ein grosses Fenster
mit Ventilationsvorrichtung, ungefähr einen Quadratfaden (4,5 qm)
Bodenfläche und über 5 Arschin (3,5 m) Höhe, Luftheizung und
elektrische Beleuchtung. Vor diesen Zimmern für Hunde zieht sich
ein Gang hin, der gegen die Zimmer durch massive, genau schliessende
Thüren abgegrenzt ist. In der ganzen Abteilung sind die Böden von
Cement und mit Abfluss in jedem Zimmer. In den Hundekabinen
läuft längs der Wand ein Wasserrohr mit vielen kleinen Öffnungen
hin, aus denen man jeder Zeit den Fussboden vom Korridor aus,

ohne das Zimmer zu betreten, ergiebig berieseln kann. Die ganze
Abteilung ist mit weisser Ölfarbe gestrichen. Die lange Serie
unserer Operationsräume bildet die beste Gewähr gegen das Eindringen von Schmutz in das letzte Hauptzimmer. Wenn auch
die Physiologie wesentlich der Intelligenz der Hunde verpflichtet
ist, wäre es vergeblich, bei der Erstrebung chirurgischer Erfolge
auf die Mithilfe dieser klugen Tiere zu rechnen. Nur durch die
Einrichtung einer langen Reihe von Schmutzfängern, im gewöhnlichen und chirurgischen Sinne des Wortes, konnte man darauf
rechnen, die Operationsabteilung lange auf ihrer Höhe zu erhalten.
Zwei Jahre Arbeit in dieser Abteilung haben sie nicht verun-
reinigt, wie aus dem Zeugnis unseres Reaktivs der chirurgischen
Reinheit — dem Gelingen der Eck'schen Operation — hervor-
geht. Wenn ich in meinem Gedächtnis die Resultate von Operationen vorbeiziehen lasse, die innerhalb 20 Jahren in verschiedenen
Räumlichkeiten, aber immer an einem gleichmässig gesunden
Material ausgeführt wurden, wobei sich die einzelnen Operationen
stets wiederholten, werde ich möglicherweise noch frappanter als
die Chirurgen von dem Triumph der Reinheit überzeugt, die sehr
vielen Tieren das Leben erhalten und uns Operateuren Zeit und
Mühe erspart hat.

Ich hoffe, Sie entschuldigen diese lange Abschweifung über
die Bedeutung der chirurgischen Methode in der Physiologie. Ich
bin davon überzeugt, dass lediglich die Entwicklung unseres Scharfsinns und unserer Kunst, Operationen am Verdauungskanal zu
vollführen, uns die wunderbare Schönheit der chemischen Arbeit
dieses Organs enthüllen wird, deren einzelne Züge wir schon mit
unseren jetzigen Mitteln erkennen können. Ich bitte, dieser meiner
Worte am Schlusse dieser Vorlesungen zu gedenken; ich bin davon überzeugt, dass Sie dann ihrer Wahrheit beipflichten werden.

Zweite Vorlesung.

Die Arbeit der Drüsen während der Verdauung.

Meine Herrn! Nachdem wir die Mittel besprochen haben,
durch welche wir die Arbeit der Drüsen mehr oder weniger gut
beobachten können, wollen wir uns jetzt dieser selbst zuwenden.
Mit Hilfe der alten Methoden (der gewöhnlichen Magenfistel und
der früheren Art der Pankreasfistel) waren nicht ohne Kampf und
Mühe die ersten und einfachsten Daten über die Thätigkeit der
Verdauungsdrüsen festgestellt worden. So wurde schliesslich von
allen Autoren anerkannt, dass unsere Drüsen ihre Arbeit erst
dann beginnen, sobald die Nahrung in den Verdauungskanal gelangt. Bei den uns jetzt zu Gebote stehenden Methoden wird
sich wohl schwerlich jemand unter den Physiologen finden, der
es bezweifeln würde, dass die Arbeit der Verdauungsdrüsen strikte
von der Nahrungsaufnahme abhängig ist. Jeder unserer Versuche
an Hunden giebt in dieser Hinsicht ein unzweideutiges und positives Resultat. Unser kleiner isolierter Magen, der beim nüchternen
Tiere vollkommen leer ist, beginnt schon nach einigen Minuten
Sekret zu liefern, nachdem der Hund gefressen hat. In gleicher
Weise wird beim Hunde, der eine Pankreasfistel trägt und in
nüchternem Zustande blos 2 bis 3 ccm Saft pro Stunde liefert,
die Saftmenge nach der Nahrungsaufnahme um viele Male ver-
grössert. Dieses ist ein Faktum, das schon längst angedeutet,

jetzt vollkommen festgestellt ist und der Natur der Sache entspricht: die Reaktive werden erst dann in den Verdauungskanal ergossen, sobald darin das Rohmaterial erscheint, das der Bearbeitung bedarf. Es ist leicht einzusehen, dass sich hinter diesem elementaren Faktum eine Fülle subtiler Eigenschaften der Drüsenthätigkeit birgt.

Die frühere Methodik vermochte nicht einmal die folgende, anscheinend einfache Frage zu beantworten: wie variiert die Menge des Verdauungssaftes bei verschiedenen Quantitäten der nämlichen Kost? d. h. ist die Saftmenge der Speisemenge proportional oder stehen diese Grössen in einem anderen Verhältnisse zu einander? In der That konnte man für den Magen diese Frage kaum lösen, solange man blos die einfache Fistel besass. Man konnte den Saft nicht von der Speise trennen und also auch nicht seine Menge bestimmen. Jetzt verfügen wir hierin über vollkommen präzise Daten. An unserem Hunde mit dem isolierten Magen ist die Aufgabe leicht zu lösen. Wir geben ihm verschiedene Quantitäten derselben Speise zu fressen und erhalten die ihnen entsprechenden Mengen reinen Saftes. Aus unseren Versuchen geht hervor, dass zwischen der Speisemenge und der Menge des sezernierten Magensaftes eine beinahe vollkommene Proportionalität besteht. So giebt Dr. Chigin für rohes Fleisch folgende Mittelzahlen an: auf 100 g Fleisch werden 26,0 ccm, auf 200 g 40,0 ccm, auf 400 g 106,0 ccm Magensaft sezerniert; für eine gemischte, aus Milch, Brot und Fleisch bestehende Kost werden folgende Zahlen angeführt: auf 300 ccm Milch, 50 g Fleisch und 50 g Brot entfallen 42,0 ccm Saft; auf die doppelte Menge derselben Kost 83,2 ccm. Wir dürfen aus diesen Zahlen schliessen, dass die Magendrüsen mit grosser Präzision arbeiten, indem sie auf die jedesmalige Nahrung genau so viel Saft ergiessen, als für die gegebene Qualität Speise normiert ist. Ich betone dies Resultat als ausserordentlich lehrreich; es deutet ohne Zweifel auf die grosse Genauigkeit und Akkuratesse hin, die der Arbeit des Verdauungskanales eigen ist.

Jetzt gehen wir zu der weiteren Frage über: wie verläuft die sekretorische Arbeit? Wird die notwendige Menge Saft auf das eingeführte Material mit einem Male ergossen, oder dauert die Zufuhr des Saftes so lange, als sich die Speise in dem betreffenden Abschnitt des Verdauungskanales befindet, und passt sie sich hierbei der sich stetig verringernden und qualitativ sich ändernden Masse der Nahrung an? Diese Fragestellung gab schon seit lange zu vielfachen Beobachtungen Anlass, die denn auch gezeigt haben, dass sich die Zufuhr der Verdauungssäfte über die ganze Zeit der Verdauung erstreckt und hierbei einen gewissen Verlauf erkennen lässt. Die bezüglichen Daten bringen jedoch nicht den Eindruck einer grossen Regelmässigkeit hervor; der Grund hierzu ist teilweise in den Mängeln der Methodik zu suchen, teilweise auch in dem Verfahren der Autoren selbst, denn nicht immer waren sie bestrebt, ihren Untersuchungen die nötige Genauigkeit zu verleihen (unbestimmte Menge und Zusammensetzung der verfütterten Kost; wechselndes Nahrungsbedürfnis und Hungergefühl beim Hunde). Um bei unseren Versuchen die sekretorische Arbeit unter verschiedenen Bedingungen genau vergleichen zu können, haben wir von Anfang an auf eine minutiöse Genauigkeit der Versuchsordnung geachtet. In der That wurde jetzt der Verlauf der Sekretion unter gleichen Bedingungen zu einem wahrhaft stereotypen. Diese beinahe physikalisch zu nennende Genauigkeit eines komplizierten physiologischen Vorganges macht einen wohlthuenden Eindruck auf den Experimentator und belohnt ihn für sein vielstündiges Ausharren vor den in Thätigkeit begriffenen Drüsen. Als Beleg meiner Worte führe ich je zwei Versuche für Magendrüsen (aus der Arbeit des Dr. Chigin) und für die Bauchspeicheldrüse an (aus der Arbeit des Dr. Walther).

Arbeit der Magendrüsen nach Genuss von 100 g Fleisch. Versuche vom 3. und 5 Juli 1894.		Arbeit der Bauchspeicheldrüse nach Genuss von 600 cbcm Milch. Versuche vom 14. Februar und 5. März 1896.	
Stunden nach der Fütterung	Menge des Saftes in ccm	Stunden nach der Fütterung	Menge des Saftes in ccm
1.	11,2 12,6	1.	8,75 8,25
2.	8,2 8,0	2.	7,5 6,0
3.	4,0 2,2	3.	22,5 23,0
4.	1,9 1,1	4.	9,0 6,25
5.	0,1 1 Tropf.	5.	2,0 1.5
Summa	25,4 23,9	Summa	49,75 45,0

Dasselbe stelle ich in Kurven dar, auf deren Abszissen die Zeit in Stunden, auf deren Ordinaten die Saftmenge in Kubikcentimeter abgetragen ist; die Kurven sind von links nach rechts zu lesen.

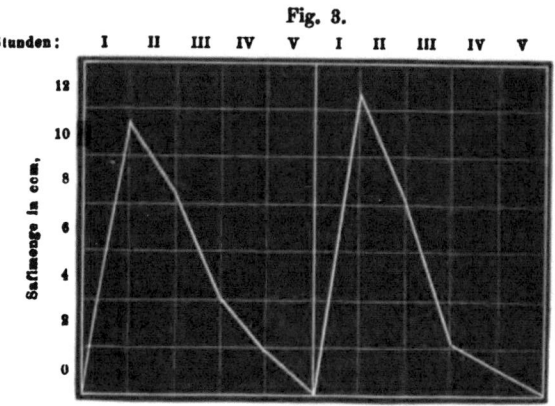

Absonderungsverlauf des Magensafts nach Fleischgenuss.
Versuche vom 3. und 5. Juli 1894.

Natürlich gleichen sich nicht alle Versuche derart, wie die oben angeführten; jedoch, wenn eine solche Übereinstimmung in zwei Versuchen von etwa fünf gefunden wird, so muss sie gerechter Weise als sinnfälliges Zeugnis der strengen Gesetzmässigkeit der Drüsenarbeit gelten. Wir haben allen Grund zu glauben, dass die vorkommenden Abweichungen durch unbeachtet gebliebene Verschiedenheiten der Versuchsbedingungen hervorgerufen sind; d. h. dass auch die von Mal zu Mal auftretenden Schwankungen der sekretorischen Arbeit nicht zufällige, sondern von Gesetzen geregelte sind. Die Arbeit der Drüsen also, d. h. die Sekretion des Saftes, besitzt einen bestimmten zeitlichen Verlauf: der Saft fliesst nicht gleichmässig schnell von Anfang bis zum Ende der Verdauungsperiode, er wird auch nicht nach einem anfänglichen Maximum in stetig fallenden Mengen sezerniert, sodass etwa die Sekretionskurve eine gerade, zur Abszisse geneigte Linie wäre; er wird vielmehr nach einer ganz besonderen Kurve abgesondert, die bald

Fig. 4.

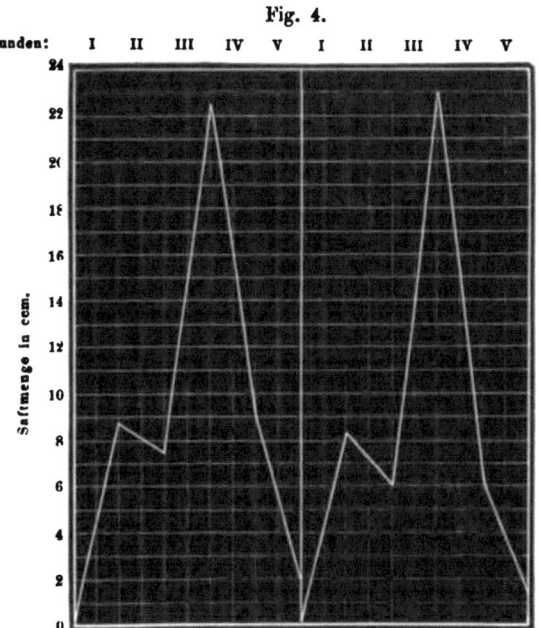

Absonderungsverlauf des Bauchspeichels nach Milchgenuss.
Versuche vom 14. Februar und 5. März 1896.

mehr oder weniger steil ansteigt, bald längere Zeit auf einer gewissen Höhe verharrt, bald allmählich, bald steil abfällt. Beispiele
hiervon werden wir später sehen. Da sich diese Kurven unter
gleichen Bedingungen mit stereotyper Genauigkeit wiederholen,
müssen wir zugeben, dass sich dieser oder jener Sekretionsverlauf
nicht in blinder Zufälligkeit einstellt, sondern jedesmal ein not-
wendiger, der erfolgreichen Bearbeitung der Speise förderlicher
und deshalb für den Organismus erspriesslicher ist. Die Kurve
jedoch in ihren einzelnen Teilen zu deuten ist nicht leicht und
vorläufig noch beinahe unmöglich. Der absteigende Schenkel der
Kurve und seine Schwankungen können ja mehr oder weniger
befriedigend aus der gleichfalls unregelmässigen Abnahme der
Menge des Speisebreies an der betreffenden Stelle des Verdauungskanales erklärt werden; vollkommen dunkel und unverständlich

bleibt jedoch oft der komplizierte Anstieg der Kurve. Wodurch
lässt sich z. B. das späte Auftreten des Maximums erklären, das
wir am Pankreassaft (siehe die angeführten Kurven) in der dritten
Stunde nach der Nahrungsaufnahme beobachten? Eine wissenschaftliche, d. h. in voller und genauer Übereinstimmung mit der
Wirklichkeit stehende Erklärung dieser Kurven würde die Physiologie erst dann liefern, wenn sie, wie wir in unserer ersten
Vorlesung besprachen, Schritt für Schritt durch den ganzen Verdauungskanal hindurch die Veränderungen verfolgt, die die Speise
und die ihr beigemengten Sekrete hinsichtlich ihrer Menge und
chemischen Eigenschaften erleiden.

Wir gehen nun zu einer weiteren Frage über. Wenn die
Drüse, wie wir gesehen haben, im Verlauf der Verdauung die
Energie ihrer Arbeit hinsichtlich der Menge des gelieferten Sekretes
in so frappanter Weise zu variieren vermag, ist sie dann nicht
auch befähigt, diese Variationen auf die Eigenschaften ihres
Produktes zu erstrecken? Von theoretischen Gesichtspunkten ausgehend, muss man erwarten, dass in den verschiedenen Phasen
der Bearbeitung derselben Speise ein Saft von wechselnden
Eigenschaften nötig sein wird. Die ganze Masse der Nahrung
kann sich unter dem Einflusse der ersten Portionen des Saftes in
chemischer und auch physikalischer Hinsicht dergestalt verändert
haben, dass sie zur weiteren Bearbeitung eines Saftes von anderer
Wirkung bedarf; dass sie mehr Wasser verlangt oder weniger,
einen anderen Säure- oder Alkalescenzgrad des Fluidums, einen
anderen Fermentgehalt braucht. Alle diese einzelnen Faktoren
der Saftwirkung sind natürlich nicht ohne Bedeutung; solange wir
jedoch blos über Verdauungsversuche verfügten, die in vitro angestellt waren, konnten wir uns hierüber keine Rechenschaft ab-
legen. Zwar hat die Wissenschaft schon seit lange auf unsere
Frage in positivem Sinne geantwortet, dass sich nämlich die Eigenschaften des Saftes während der Sekretionsperiode verändern;
die beobachtete Thatsache ist jedoch, wie mir scheint, nicht in
ihrem ganzen Umfange gewürdigt worden; sie hätte sonst ein
unerschöpfliches Thema beharrlicher Untersuchungen abgeben
müssen, weshalb und auf welche Weise diese Schwankungen vor
sich gehen. Ich werde später aus unserem Beobachtungsschatz

Beispiele dieser in hohem Grade interessanten qualitativen Schwankungen des Saftes während der einzelnen Verdauungsperioden anführen. Natürlich knüpft sich hierbei gewohnheitsmässig das grösste
Interesse an die Schwankungen des Fermentgehalts, obgleich, streng
genommen, die übrigen Eigenschaften der Verdauungssäfte eine
gleich sorgfältige Untersuchung und befriedigende Erklärung beanspruchen.

Das vorhandene Material kann besonders hinsichtlich des
Magensaftes nicht als genügend betrachtet werden. Die an der
gewöhnlichen Magenfistel angestellten Versuche liessen nur sehr
bedingte Folgerungen zu, da sie sich nicht auf reinen Saft, sondern
auf sein Gemenge mit Speise beziehen. Heidenhains Beobachtungen an dem isolierten Fundus können auch nicht die normale
Verdauungarbeit kennzeichnen, da die Thätigkeit des isolierten
Magens bei der Durchschneidung der sekretorischen Nerven offenbar stark von der Norm abweicht. Die Untersuchungen Heidenhains über das Pankreassekret, die er an nach seiner Methode
operierten Hunden anstellte, müssen zwar als exaktes wissenschaft-
liches Material anerkannt werden, beziehen sich jedoch leider auf
eine in unbestimmter Weise zusammengesetzte Nahrung und sind
nicht in Form einer ausführlichen Abhandlung publiziert, sondern
werden blos in Hermanns encyklopädischem Handbuch kurz
angeführt.

Bevor ich zu unserem faktischen Materiale übergehe, muss
ich für kurze Zeit Ihre Aufmerksamkeit auf die Methoden lenken,
deren wir uns bei der Untersuchung der Verdauungssäfte bedienten.
Die eiweissverdauende Kraft des Saftes wurde nach Mett bestimmt; in unserem Laboratorium ausgearbeitet, ist dieses Verfahren
seitdem bei uns beständig in Gebrauch geblieben. Es besteht
darin, dass in ein Glasröhrchen von 1 bis 2 mm Lichtung das
flüssige Weisse von Hühnereiern eingesogen und darin bei einer
bestimmten Temperatur (95° C.) koaguliert wird; sodann wird
das Glasröhrchen in kleine Stücke geschnitten, die in 1 bis 2 ccm
der zu untersuchenden Flüssigkeit gethan werden. Die Proben
werden gewöhnlich auf 10 Stunden in den auf 37 bis 38° C.
regulierten Thermostaten gestellt und bedürfen nun keiner
weiteren Beobachtung. An den Enden der kleinen Glas-

röhren geht nun die Lösung des Eiweisses vor sich. Nach
Ablauf der bestimmten Frist misst man mit Hilfe eines
Millimeterlineals und eines schwach vergrössernden Mikros-
kopes die Länge des ganzen Röhrenstücks und die Länge
des in ihm unverdaut zurückgebliebenen Eiweisscylinders. Ihre
Differenz drückt in Millimetern und deren Bruchteilen die
Länge des verdauten Eiweisscylinders aus. Diese Methode lässt
an Bequemlichkeit der Anwendung, Objektivität und Genauigkeit
der Resultate nichts mehr zu wünschen übrig. Eigens angestellte
Versuche (Dr. Ssamojloff) haben uns gezeigt, dass die Verdauung des Eiweisscylinders, wenigstens innerhalb der ersten zehn
Stunden und bei Anwendung solcher Flüssigkeiten, mit denen
wir zu thun hatten, der Verdauungsdauer proportional verläuft;
dieses war selbst dann der Fall, wenn die Flüssigkeit das grösste
vorkommende Verdauungsvermögen besass. Diese Untersuchung
entkräftet den sehr natürlichen Argwohn, die Auflösung des Eiweisses könne an verschiedener Tiefe unseres Röhrchens mit verschiedener Geschwindigkeit vor sich gehen, abhängig von der mehr
oder minder grossen Stauung der Verdauungsprodukte in dem
Lumen. Mithin giebt uns die in Millimetern ausgedrückte Länge
der von verschiedenen Säften in der gleichen Zeit gelösten Eiweisssäule ein genaues relatives Mass der Verdauungskraft dieser Säfte.
In der im Laboratorium von Prof. Tarchanoff über diese
Methode ausgeführten Untersuchung Borissows tritt mit aller
Klarheit das Verhältnis hervor, das den Beziehungen zwischen
der Länge der verdauten Eiweisssäule und dem Pepsingehalt der
zu untersuchenden Flüssigkeit zu Grunde liegt. Es ergab sich
nämlich folgende Regel: in den zu vergleichenden Flüssigkeiten
verhalten sich die Pepsinmengen so wie die Quadrate der Ver-
dauungsgeschwindigkeiten, d. h. wie die Quadrate der Millimeter
Eiweisssäule, die in gleicher Zeit von den Säften gelöst wurden.
Wir wollen diese Regel durch ein Zahlenbeispiel erläutern. Wenn
die eine Flüssigkeit 2 Millimeter Eiweiss, die andere in der gleichen
Zeit 3 Millimeter verdaut hat, so werden die relativen Mengen
Pepsin in diesen Flüssigkeiten nicht durch die Zahlen 2 und 3
ausgedrückt, sondern durch die Quadrate dieser Zahlen, d. h. 4 und 9.
Der Unterschied ist einleuchtend: nach der linearen Rechnung

hätten wir in der zweiten Flüssigkeit 1½mal mehr Ferment erhalten, als in der ersten; auf Grund unserer Regel jedoch, nach
den Quadraten der Verdauungszahlen, ist die zweite Flüssigkeit
2¼ mal stärker, als die erste. Natürlich ist diese Regel aus
vielen Vergleichen exakt zubereiteter künstlicher Pepsinlösungen
abgeleitet worden. Das Resultat, das B o r i s s o w selbständig erhalten hatte, war schon vor ihm von S c h ü t z durch polarimetrische
Bestimmung der Peptonmengen aufgestellt worden, die sich im
Verlauf der Eiweissverdauung bilden. Diese Übereinstimmung
der Resultate bietet bei der Verschiedenheit der Methoden eine
gute Gewähr für die Exaktheit der Regel. Ich muss hier mein
Bedauern darüber ausdrücken, dass die M e t t'sche Methode, die
schon im Jahre 1889 vorgeschlagen wurde, bis jetzt noch nicht
die weite Verbreitung erworben hat, die sie gerechter Weise verdient. Wie leicht könnte sie zur Universalmethode der Bestimmung eiweissverdauender Fermente werden, sodass alle Untersuchungen dieser Fermente mit einander vergleichbar würden.
Niemand wird leugnen, dass dieses in hohem Grade wünschenswert ist. Dann würden alle Beobachtungen an Säften verschiedener Tiere und Menschen eine einheitliche Skala darstellen, die
zu wichtigen Schlussfolgerungen über die Schwankungen des
Fermentgehalts bei Individuum, Spezies und Genus führen könnte.
— Wir haben noch hinzuzufügen, dass bei der M e t t schen Methode
der Durchmesser des Röhrchens in weiten Grenzen ohne Belang
bleibt und dass das Weisse von Hühnereiern konstant genug zusammengesetzt ist, um für unsere Zwecke als Test-Objekt dienen
zu können. — Die Regel von S c h ü t z und B o r i s s o w ist in
vollem Masse auch auf das Trypsin anwendbar.

Die Bestimmungsmethoden für die anderen Fermente sind
weniger vollkommen und wurden in unseren Untersuchungen,
werden es teilweise auch noch jetzt, beständig verändert. Das
amylolytische Ferment des Pankreassaftes wurde in unserem
Laboratorium lange Zeit dadurch geschätzt, dass wir nach F e h l i n g
den Zucker titrimetrisch bestimmten, der aus einer gegebenen
Menge Stärkekleister entstanden war, welcher unter gewissen
Bedingungen der Einwirkung des Fermentes ausgesetzt wurde.
In diesem Falle diente uns die Anzahl Milligramm gebildeten

Zuckers als Mass des amylolytischen Ferments. Diese Methode gab gute und genaue Werte, verlangte jedoch einen grossen Aufwand an Zeit und war deshalb in Versuchen, die viele Bestimmungen forderten, recht unbequem. Deshalb sahen wir uns nach einer schnelleren Methode um. In letzter Zeit suchte das Laboratorium (die Dr. Dr. Glinski und Walther) das Eiweiss- und Stärkeferment des Pankreassaftes nach analogen Methoden zu bestimmen. Dünne Glasröhrchen wurden mit angefärbtem Stärkekleister gefüllt und dann eine bestimmte Zeit lang, gewöhnlich eine halbe Stunde, im Thermostat der Einwirkung der zu untersuchenden Flüssigkeit ausgesetzt. Der Kleister löste sich von den Enden her, die Grenze der Fermentwirkung war dank dem Farbezusatz deutlich zu sehen. Wie bei der Pepsinbestimmung wurde die Länge der gelösten Stärkesäule gemessen und in Millimetern ausgedrückt. Vielfache Versuche mit künstlichen Fermentlösungen (Pankreassaft, der zwei, drei u. s. w. mal verdünnt war) haben das Verhältnis zwischen der Fermentmenge und der Länge der gelösten Stärkesäule festgestellt. Auch hier zeigte sich die Regel von Schütz und Borissow in vollem Masse giltig, d. h. die Mengen des Ferments in zu vergleichenden Flüssigkeiten verhielten sich wie die Quadrate der Millimeter Stärkesäule. — Deshalb werden sich in unseren unten angeführten Versuchen beide Ausdrücke für das amylolytische Ferment vorfinden: Die Milligramme des gebildeten Zuckers und die Millimeter der gelösten Stärkesäule.

Leider sind bis jetzt alle Versuche erfolglos geblieben, die Bestimmung des fettspaltenden Ferments ebenfalls auf die Röhrchenmethode zu gründen. Schliesslich mussten wir dazu greifen, die Acidität einer aus Fett und Pankreassaft bestehenden Emulsion, die eine gewisse Zeit bei einer gegebenen Temperatur unter periodischem Schütteln gestanden hatte, titrimetrisch durch Barytlösung zu bestimmen. Hier diente die Zahl der ccm. Barytlösung, die zur Neutralisation der gebildeten Fettsäuren erforderlich gewesen waren, als Mass des fettspaltenden Fermentes. Natürlich dürfen uns unsere Misserfolge nicht davon abhalten, auch hier, wie bei den anderen Fermenten, eine einheitliche Methode zu erstreben. So wie sie jetzt ist, fordert unsere Methode von dem Experimentator eine beständige Aufmerksamkeit und ist deshalb bei Massenbestimmungen recht beschwerlich; letztere sind jedoch unvermeidlich, wo es sich darum handelt, die Eigenschaften des Sekretes von Stunde zu Stunde oder in noch kürzeren Intervallen zu verfolgen. Dazu kommt noch, dass die Resultate dieser Methode nicht immer gleich zuverlässig sind; die Regel von Schütz und Borissow fand sich jedoch auch hier bestätigt.

Natürlich handelt es sich im allgemeinen in unseren Versuchen lediglich um eine Schätzung der Fermentwirkung, und unsere Ausführungen über „Mengen" und „Summen" der Fermente müssen deshalb bedingungsweise aufgefasst werden; in vielen Fällen jedoch, beim Magensaft vielleicht in allen Fällen, können wir mit Recht auch von einer Mengenbestimmung der Fermente reden, da die Verdauungskraft des Magensafts stets seinem Gehalt an organischen Stoffen parallel geht.

Einige Worte darüber, wie wir die Alkalescenz des Pankreassaftes bestimmten. Der feste Rückstand einer abgemessenen Menge Saft wurde über schwachem Feuer verascht, die Salze in Wasser gelöst und titriert. Das Resultat wurde auf $Na_2 Co_3$ berechnet und in Prozenten der ursprünglichen Menge Saft ausgedrückt.

Die Versuche, vor deren Mitteilung ich meine Darlegung unterbrochen hatte, um diese notwendigen methodologischen Erklärungen zu geben, werde ich wiederum in zwei Paaren anführen; das eine bezieht sich auf die Magendrüsen, das andere auf die Bauchspeicheldrüse. Sie liefern den Beweis, dass die Eigenschaften der Verdauungssäfte sich während der Sekretionsdauer mit derselben Gesetzmässigkeit verändern, die wir schon für die Schwankungen der stündlichen Saftmengen kennen gelernt haben.

Stündlicher Verlauf der Verdauungskraft des Magensafts nach Genuss von 400 g rohen Fleisches.

Versuche vom 15. uud 16. Mai 1895 (aus der Arbeit des Dr. Lobassoff).

Stunden.	Millimeter der verdauten Eiweisssäule.	
1.	6,0	5,8
2.	4,3	4,1
3.	3,4	3,4

Stunden.	Millimeter der verdauten Eiweisssäule.	
4.	3,5	3,0
5.	3,8	3,8
6.	3,0	3,1
7.	3,6	3,5
8.	3,9	4,5

Dasselbe stelle ich in Form von Kurven dar:

Fig. 5.

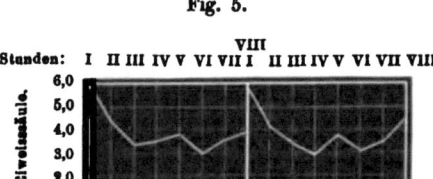

Verdauungsvermögen in stündlichen Portionen Magensaft nach dem Genusse von 400 g Fleisch. Versuche vom 15. und 16. Mai 1895.

Stündlicher Verlauf des fermentativen Vermögens des Pankreassaftes nach Genuss von 600 ccm Milch.

Versuche vom 27. und 29. Dezember 1896 (aus der Arbeit des Dr. Walther).

Stunden	Fettspaltendes Ferment.		Amylolytisches Ferment.		Tryptisches Ferment.	
	27. Dez.	29. Dez.	27. Dez.	29. Dez.	27. Dez.	29. Dez.
1.	14,0	14,0	5,1	5,0	5,8	5,5
2.	20,0	13,0	5,0	4,7	5,9	5,5
3.	7,0	5,2	2,4	2,4	4,3	4,1
4.	6,0	7,0	3,3	3,4	4,5	4,4

Dasselbe stelle ich in Form von Kurven dar:

Wir bewundern hier wieder die erstaunliche Exaktheit der Arbeit; das, was von der Drüse gefordert wird, liefert sie jedesmal haarscharf zugemessen, nicht mehr und nicht weniger. Wir überzeugen uns hier von einer Thatsache, die für die Charakteristik der Drüsenarbeit sehr wichtig ist: dass die Drüse Saft von verschiedener Zusammensetzung, mit mehr oder mit weniger Ferment, mit einem wechselnden Gehalt an verschiedenen Fermenten zu liefern vermag, wenn es, wie im Pankreassaft, mehrere Fermente giebt. Hierbei werden auch die übrigen Eigenschaften des Saftes variiert, nicht nur sein Gehalt an Fermenten. Eine Durchmusterung der diesbezüglichen Zahlen, ihre Zusammenstellung mit der stündlichen Sekretmenge schliesst die Annahme aus, dass hier der Saft blos seine Konzentration ändere in Abhängigkeit von der Geschwindigkeit der Absonderung. Wir begegnen den mannigfaltigsten Verhältnissen zwischen dem Wassergehalt des Saftes und seinem Fermentreichtum: ein hohes Verdauungsvermögen kann sowohl bei kopiöser, als auch bei spärlicher Sekretion getroffen werden; in ein und demselben Safte können die verschiedenen Fermente Schwankungen unterworfen sein, die unab-

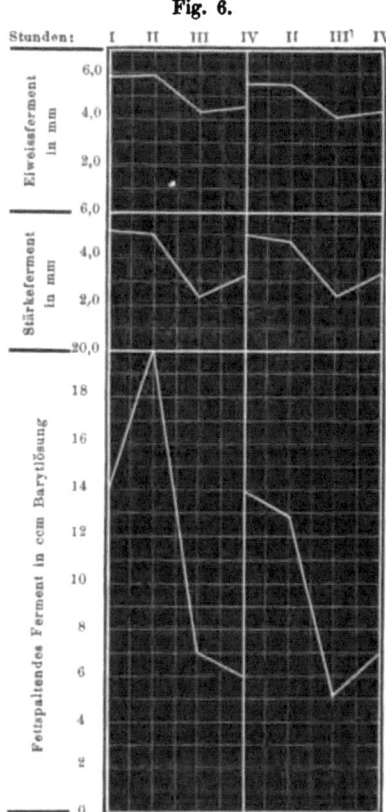

Fig. 6.

Fermentgehalt in stündlichen Portionen des Bauchspeichels nach dem Genusse von 600 ccm Milch.
Versuche vom 27. u. 29. Dez. 1896.

hängig von einander verlaufen — ein Faktum, das entschieden
dafür spricht, dass Drüsen, die wie das Pankreas eine komplizierte
chemische Thätigkeit entfalten, in gewissen Perioden ihrer
sekretorischen Arbeit bald dieses, bald jenes Fabrikat liefern
können. Das, was von den Fermenten gesagt ist, kann auch auf
den Salzgehalt des Saftes bezogen werden.

Um so interessanter erscheint dann das Faktum einer, wie
man mit Recht annehmen darf, konstanten Acidität des Magensafts. Zwar berichten klinische Untersuchungen der sekretorischen Thätigkeit des menschlichen Magens beinahe täglich von
Schwankungen der Acidität; zwar sind diese Schwankungen auch
in unseren Beobachtungen, wo es sich um ein absolut reines
Sekret handelt, wohl bemerkbar, — und doch führt eine aufmerksame Durchsicht aller Daten zu dem beinahe unzweifelhaften
Schluss, dass der Magensaft von den Labdrüsen stets mit der
gleichen Acidität bereitet wird. Auch bei unserer Methodik erhalten wir ja den Saft nicht direkt aus den Labdrüsen; er fliesst
ja, von ihnen ausgeschieden, längs der von alkalischem Schleim
bedeckten Magenwandung herab und wird hier unvermeidlich
teilweise neutralisiert, d. h. in seiner Acidität vermindert. Eben
diesem Umstande müssen wir die scheinbaren Schwankungen der
Acidität zuschreiben; dieses erhellt aus vielen Beobachtungen. —
Es ist ein beinahe konstantes Faktum, dass die Acidität des Saftes
und die Absonderungsgeschwindigkeit miteinander eng verbunden
sind: je stärker die Sekretion, desto höher ist die Acidität und
umgekehrt. Dieser Zusammenhang lässt sich auf Grund unserer
Erklärung leicht begreifen. In je grösserer Menge der Saft
sezerniert wird, desto schneller läuft er über die Magenwandung,
desto weniger wird er natürlich neutralisiert, und desto näher
kommt die beobachtete Acidität der wahren, authentischen. Um
diese Erklärung zu prüfen, stellte Dr. Ketscher Versuche verschiedener Art an. Da die Wandung des leeren Magens gewöhnlich mit einer bedeutenden Schicht Schleim bedeckt ist, ist
es ganz natürlich, dass die ersten Portionen des Saftes, der z. B.
unter dem Einfluss der Scheinfütterung sezerniert wird, die nied-
rigste Acidität zeigen. Je mehr und je reichlicher Saft heraus-

fliesst, desto höher steigt seine Acidität. Beim Abklingen der
Sekretion vermissen wir nun die niedrige Acidität, die im Anfange
des Versuches den entsprechenden Sekretionsgeschwindigkeiten
eigen war; offenbar deshalb, weil nun aller Schleim durch den
Saftfluss neutralisiert ist. Wenn man mehrmals hintereinander
den Magen auf diese Weise gleichsam mit Saft abspült, kann
man zuweilen jeglichen Zusammenhang zwischen Sekretions-
geschwindigkeit und Acidität aufheben; d. h. der Saft ist gleichmässig und zwar stark acide, einerlei ob er schnell oder langsam
abgesondert wird. — Andererseits hat Dr. Ketscher bei demselben Scheinfütterungsversuch den Saft alternierend bald 5 Minuten
lang bei offener Fistel gesammelt, bald die Fistel geschlossen und
den in 5 Minuten sezernierten Saft am Schlusse dieser Periode
auf einmal aus dem Magen ausfliessen lassen. Es stellte sich
heraus, dass beinahe alle Portionen, die auf die zweite Art gewonnen waren, im Magen also 5 Minuten verweilt hatten, eine
niedrigere Acidität besassen, als die anderen. Wenn schon im
reinen Magensaft auf diese Weise Aciditätsschwankungen entstehen können, so werden sie um so eher im Magen statthaben,
wenn in ihn mit der Speise auch der Speichel gelangt. In der
letzten Zeit beobachteten wir im Laboratorium einen Hund mit
einer stark ausgeprägten Hyperacidität pathologischen Ursprungs;
keine einzige Saftprobe desselben wies eine Acidität auf, die die
Norm überschritten hätte (Pawlow). Wenn alles dieses richtig
ist, so wird dem wechselnden Aciditätsbedarf während der Verdauung hauptsächlich durch Variation der Masse des Magensafts
entsprochen, und nicht durch Änderung seiner Acidität. Es ist
jedoch möglich, dass auch die Neutralisation des Magensafts durch
den Schleim ein bezweckter und bestimmten Zielen angepasster
Vorgang ist. Im normalen Magen kann ein vollkommen reiner
Saft bis zu 25% seiner Acidität durch Schleimneutralisation ein-
büssen. Wer weiss, vielleicht hat es die Natur den Interessen
des Organismus oder für die Bearbeitung der Speise zweckdienlich
gefunden, die Acidität eben auf diese Weise zu variieren? Das
Faktum der Aciditätsschwankung bleibt eben Faktum, wie es
auch zustande gekommen sein mag.

Wir nehmen den Faden unserer Betrachtung wieder auf.
Sie haben jetzt an prägnanten Beispielen gesehen, dass sich der
Saft, den das Pankreas und die Labdrüsen im Verlaufe derselben
Verdauungsperiode liefern, nicht uniform gleich bleibt, sondern
in mehrfacher Hinsicht variiert. Es ist in hohem Grade interessant
und wichtig aufzuklären, in welcher Weise diese Schwankungen
des Sekrets mit dem Verlauf der Verdauung zusammenhängen
und ob sie ihr förderlich sind. Eine erschöpfende Lösung dieser
Frage bleibt der Zukunft überlassen. Einige Details jedoch lassen
schon jetzt eine ins Auge springende Zweckmässigkeit erkennen.
Nehmen wir z. B. die Portion Magensaft, die als erste sezerniert
wird; sie zeichnet sich vor den andern durch ein hohes Verdauungsvermögen aus. Es leuchtet ein, dass dieses beim Anfang
der Verdauung, wo die Menge der Speise gross und ihre äussere
Struktur noch grob ist, wohlangebracht ist. Das stärkste Reaktiv
wird also dann ergossen, wenn man seiner am meisten bedarf.
Beim Pankreassaft wird es viel schwerer sein, darzuthun, dass die
Änderungen seiner Zusammensetzung zweckgemäss sind; hier
handelt es sich um eine spätere Instanz unserer Fabrik, wo ein
schon modifiziertes und vom Magen sortiertes Speisematerial ver-
arbeitet wird. Zudem müssen in dem Darm zunächst chemische
Bedingungen geschaffen werden, die der Wirkung des Pankreas-
sekrets förderlich sind; dazu müssen die Bedingungen, unter denen
sich die Magenverdauung vollzieht, radikal umgearbeitet werden,
denn sie sind der Pankreasverdauung feindlich. Wir wissen, dass
das Trypsin vom Pepsin verdaut wird, und dass eine hohe
Acidität die Entfaltung seiner Wirkung beeinträchtigt. Diese
Fragen rege ich hier nur an und werde sie näher beleuchten,
wenn wir den Erregungsmechanismus der Drüsen besprechen
werden.

Die mitgeteilten Thatsachen zeugen davon, dass sich die
Drüsen den einzelnen successiven Momenten der Verarbeitung der
Speise anzupassen vermögen; im Anschluss daran können wir mit
Recht vermuten, dass diese Anpassungsfähigkeit in vollem Glanze
hervortreten wird, wenn wir vergleichen, wie die Sekretion bei
verschiedenartiger Speise verläuft. Da die Nahrung aus ver-

schiedenen Bestandteilen zusammengesetzt ist, und in den Verdauungskanal verschiedene' Reaktive ergossen werden, erscheint
die Voraussetzung natürlich, dass für die einzelnen Speisearten
vorzugsweise diese oder jene Reaktive geliefert werden, und zwar,
da sie variabel sind, mit Betonung dieser oder jener Eigenschaften.

Ist dieses in der That der Fall? Selbstredend konnte bei der
früheren Methodik von einer Beantwortung dieser Frage nicht die
Rede sein; jetzt jedoch, wo wir an sie herantreten können, wird
dieser Umstand selbst zu einer glänzenden Empfehlung, zu einem
wesentlichen Verdienst unserer neuen Methode. Jetzt können wir
uns an realen Thatsachen davon überzeugen, was uns schon
a priori wahrscheinlich erschien: dass nämlich einer jeden Art
von Speise eine eigentümliche Thätigkeit der Verdauungsdrüsen
und eigentümliche Eigenschaften der Verdauungssäfte entsprechen.

Wir beginnen mit dem Magen. Untersuchungen an Hunden
mit einem isolierten kleinen Magen haben gezeigt (Dr. Chigin),
dass sowohl der gemischten Kost, als auch der Einzeldarreichung
von Milch, Brot, Fleisch u. s. w. jedesmal eine spezifische Arbeit
der Magendrüsen entspricht; die Spezifizität der Arbeit bezieht
sich sowohl auf die Eigenschaften des Saftes, als auch auf seine
Menge, den Verlauf und die Dauer der Sekretion. Wir wollen
diese Punkte der Reihe nach besprechen. Die grösste Verdauungskraft besitzt der Saft, der auf Brot sezerniert wird, der
kürze halber wollen wir ihn „Brot-Saft" nennen.[1]) Im Mittel ist
seine peptische Kraft nach Dr. Chigin = 6,64 mm. Einer aus
Fleisch bestehenden Kost entspricht ein Magensaft von 3,99 mm,
während Milch eine Sekretion von 3,26 mm Verdauungsstärke
hervorruft. Wenden wir jetzt, um diese Säfte miteinander zu
vergleichen, die Regel von Schütz und Borissow an, so erhalten wir für den Brotsaft $\overline{6,64}^2 = 44$; für den Fleischsaft
$\overline{3,99}^2 = 16$ und für den Milchsaft $\overline{3,26}^2 = 11$. Mit anderen

---

[1]) Entsprechend sagen wir „Fleischsaft", „Milchsaft" statt der korrekteren
aber längeren Ausdrücke: Saft, der nach Fleisch- resp. Milch-Genuss sezerniert wird.

Worten, der Brotsaft enthält viermal mehr Ferment, als der Milchsaft, er ist in dieser Hinsicht viermal konzentrierter.

Das Gesagte mag durch die folgenden Versuchsprotokolle illustriert werden (aus der Arbeit des Dr. Chigin).

Um 8 Uhr morgens hat der Hund 200 g Brot zu fressen bekommen.

Stunden.	Stündliche Saftmengen.	Verdauungskraft in mm.
8—9	3,2 ccm	8,0 mm
10	4,5 „	7,0 „
11	1,8 „	7,0 „

Der Hund erhält 200 g rohen Fleisches.

12	8,0 ccm	5,37 mm
1	8,8 „	3,50 „
2	8,6 „	3,75 „

Der Hund erhält 200 ccm Milch.

3	9,2 ccm	3,75 mm
4	8,4 „	3,30 „

Der Hund erhält weitere 400 ccm Milch.

5	7,4 ccm	2,25 mm
6	4,2 „	2,2 „

Der Einfluss der verschiedenen Nahrung auf die Verdauungskraft des Saftes ist augenfällig. Um jedoch den Gedanken auszuschliessen, dass die Reihenfolge der Nahrungsaufnahme auf das Resultat Einfluss habe, führe ich einen anderen Versuch an:

Der Hund erhält 200 ccm Milch.

Zeit.	Saftmenge.	Verdauungsvermögen.
8 Uhr 30 Min. — 9 Uhr 30 Min.	7,0 ccm	1,5 mm
10 Uhr 30 Min.	6,0 „	2,0 „

Der Hund erhält 145 g Brot.

11 Uhr 30 Min.	2,0 ccm	4,12 mm
12 „ 30 „	3,6 „	5,0 „

Der Hund erhält 200 ccm Milch.

1 Uhr 30 Min.   5,4 ccm   3,37 mm
2 „   30 „   3,4 „   2,0   „

Wie die verdauende Kraft variiert auch die Gesamtacidität[1]) je nach der Art der Speise. Sie ist am höchsten beim Fleisch (0,56%) und am niedrigsten beim Brot (0,46%). In der gleichen Abhängigkeit von der Art der Nahrung steht auch die Menge des Verdauungssaftes und die Dauer der Sekretion; diese Abhängigkeit tritt ebenso deutlich hervor, ob man bei der Normierung des Kostmasses das Rohgewicht der Nahrung oder ihren Gehalt an Trockenbestandteilen oder endlich, da ja der Magensaft auf die Eiweissstoffe wirkt, den Stickstoffgehalt der Nahrung in Betracht zieht. Wenn man die Menge des während einer Verdauungsperiode gelieferten Saftes durch die Stundenanzahl der Sekretionsdauer dividiert, so erhält man die mittlere Saftmenge pro Stunde; auch diese Zahl, d. h. die mittlere stündliche Intensität der Drüsenarbeit ist für die verschiedenen Nahrungssorten verschieden. Nach Gewichtsäquivalenten verglichen, beansprucht das Fleisch am meisten und die Milch am wenigsten Magensaft; nach Stickstoffäquivalenten — am meisten das Brot und am wenigsten das Fleisch. Die stündliche Arbeitsintensität der Drüsen ist bei Milch- und bei Fleischnahrung einander beinahe gleich, viel geringer jedoch beim Brote; das letztere übertrifft an Bearbeitungsdauer die übrigen Sorten der Nahrung; die Sekretion erhält dadurch einen schleppenden Verlauf.

Die Eigenart der Drüsenarbeit, die den einzelnen Sorten der Nahrung entspricht, beschränkt sich nicht auf die angeführten Unterschiede, sondern giebt sich auch in dem zeitlichen Verlauf der Absonderung und in den stündlichen qualitativen Schwankungen des Saftes in prägnanter Weise kund. Dieses Mal führe ich nur je ein Beispiel für jede Art der Nahrung an und bitte mir zu glauben, dass sich diese Beispiele mit der nämlichen Genauigkeit wiederholen, die wir schon früher bewundert haben.

---

[1]) Die Acidität wurde titrimetrisch bestimmt und in Prozenten Salzsäure ausgedrückt.

Menge und Eigenschaft des Magensaftes bei verschiedener Nahrung: 200 g Fleisch; 200 g Brot; 600 ccm Milch.

(Nach mittleren Zahlen des Dr. Chigin).

Stunden	Saftmenge in ccm			Verdauungskraft in mm		
	Fleisch	Brot	Milch	Fleisch	Brot	Milch
1	11,2	10,6	4,0	4,94	6,10	4,21
2	11,3	5,4	8,6	3,03	7,97	2,35
3	7,6	4,0	9,2	3,01	7,51	2,35
4	5,1	3,4	7,7	2,87	6,19	2,65
5	2,8	3,3	4,0	3,20	5,29	4,63
6	2,2	2,2	0,5	3,58	5,72	6,12
7	1,2	2,6	—	2,25	5,48	—
8	0,6	2,2	—	3,87	5,50	—
9	—	0,9	—	—	5,75	—
10	—	0,4	—	—	—	—

Dasselbe stelle ich in Kurven dar:

Fig. 7.

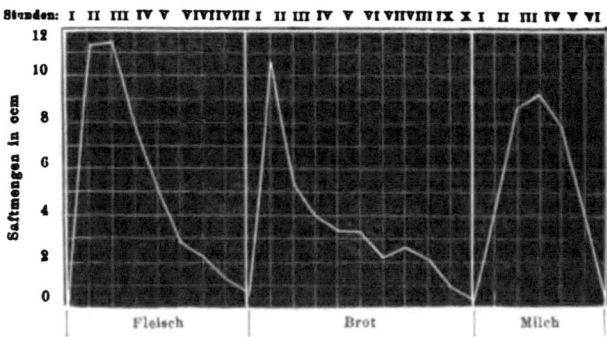

Sekretionsverlauf des Magensafts beim Genuss von Fleisch, Brot, Milch.

Fig. 8.

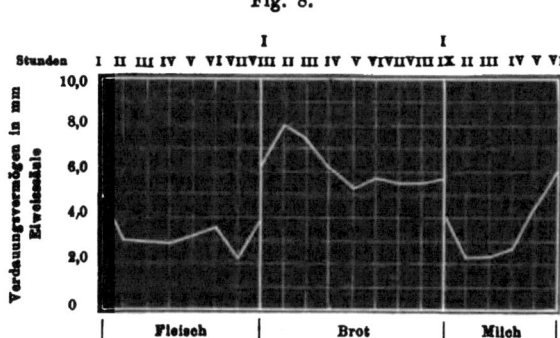

Stündlicher Verlauf des Verdauungsvermögens des Magensafts beim
Genuss von Fleisch, Brot, Milch.

Diese Thatsachen sind in hohem Grade interessant und von
prägnanter Bedeutung: einer jeden Art der Nahrung entspricht
ein bestimmter stündlicher Verlauf der Sekretion und ein charakteristischer Wechsel der Eigenschaften des Saftes. Bei der Fleischnahrung entfällt das Maximum der Sekretion auf die erste oder
die zweite Stunde und zwar wird in beiden annähernd die gleiche
Menge Saft geliefert; bei der Brotnahrung haben wir stets ein
scharf ausgeprägtes Maximum der ersten Stunde und bei der
Milchnahrung ein solches der zweiten oder selbst der dritten
Stunde zu verzeichnen. Während beim Fleisch der stärkste Saft
auf die erste Stunde entfällt, wird er beim Brot in der zweiten
und dritten, bei der Milch in der letzten stündlichen Portion gefunden. Die Lage der Minima und der ganze Sekretionsverlauf
ist gleichfalls charakteristisch.

Wie mir scheint, unterstützen die hier angeführten Thatsachen in hohem Grade unsere frühere Schlussfolgerung, dass die
im Verlauf einer Verdauungsperiode auftretenden Schwankungen
der sekretorischen Arbeit eine wesentliche Bedeutung haben müssen:
wenn nämlich einer jeden Art von Nahrung ein charakteristischer
Sekretionsverlauf eigen ist, so muss er eine konkrete Bestimmung
und deshalb auch eine gewisse Bedeutung besitzen.

Wir haben jetzt sehr viele Schwankungen kennen gelernt, denen in verschiedenen Fällen die sekretorische Arbeit unterworfen ist. Ihre Gesetzmässigkeit bürgt dafür, dass sie nicht bedeutungslos sind. Es wäre jetzt interessant, sogar notwendig, den Sinn einer jeden solchen Schwankung zu erfassen. Dieses würde die bunten Thatsachen, die bis jetzt durch ihre Zusammenhangslosigkeit die Aufmerksamkeit und das Gedächtnis meiner Zuhörer in unliebsamer Weise belästigt haben, unter einen einheitlichen Gesichtspunkt bringen. Bei ihrer flüchtigen Anführung bezweckte ich übrigens durchaus nicht, dass Sie alle diese komplizierten Details in Ihrem Geiste fixieren sollten; dazu ist natürlich eine vielfache Wiederholung und ein eingehendes Studium des Gegenstandes notwendig. Ich wollte nur bei Ihnen die Überzeugung wachrufen, dass die Arbeit der Verdauungsdrüsen ich möchte sagen in hohem Grade elastisch, dabei charakteristisch, genau und zweckentsprechend ist. Leider ist bis jetzt die Begründung der letzteren Eigenschaft ein nur wenig berührtes Arbeitsfeld geblieben; die Überzeugung von der Zweckmässigkeit der Drüsenarbeit stützt sich gegenwärtig hauptsächlich auf allgemeine Gesichtspunkte und nur zum Teil auf mehr oder weniger klare und einwandsfreie Fakten. Berechnen wir z. B. die Fermentmengen, die der Magen auf gleiche Stickstoffäquivalente der verschiedenen Nahrungssorten liefert. Auf Brot entfallen 1600 Fermenteinheiten; auf Fleisch 430 und auf Milch 340. Diese Zahlen habe ich folgendermassen erhalten: 100 g Fleisch haben annähernd denselben Stickstoffgehalt wie 600 ccm Milch und 250 g Weissbrot. Wie Dr. Chigin zeigte, werden auf:

100 g Fleisch 27 ccm Saft von 4,0 mm Verdauungsstärke
und auf

600 ccm Milch 34 ccm Saft von 3,1 mm Verdauungsstärke
secerniert; für 250 g Brot finden sich bei Chigin keine entsprechenden Daten, da er mit anderen Quantitäten experimentierte; sie lassen sich jedoch aus den vorhandenen Daten auf Grund der Proportionalität zwischen Speisemenge und Saftmenge leicht konstruieren und ergeben auf:

250 g Weissbrot 42 ccm Saft von 6,16 mm Stärke.

Die Quadrate der in Millimeter ausgedrückten Verdauungsstärken lauten 38 für Brot, 16 für Fleisch und 10 für Milch.
Diese Zahlen geben uns die Möglichkeit, die Fermentkonzentrationen
in gleichen Saftvolumina zu vergleichen. Da jedoch auf die einzelnen Sorten der Nahrung verschiedene Mengen Saft entfallen,
müssten wir sie bei der Berechnung der Fermentmengen in Betracht ziehen. Wir beziehen die Quadratzahlen auf 1 cbcm als
Volumeinheit und multiplizieren sie mit der Anzahl Kubikcentimeter Saft, die auf die betreffende Nahrung ergossen sind. Wir
erhalten so die oben angeführten Zahlen 1600, 430 und 340, die
bedeuten, dass auf Eiweiss in Form von Brot fünfmal mehr Pepsin
geliefert wird, als auf die gleiche Menge Eiweiss in Form von
Milch, und dass der Fleischstickstoff 25 % mehr Pepsin verlangt,
als der Milchstickstoff. Diese verschiedenen Eiweissarten erhalten
also soviel Ferment, als es ihrer verschiedenen Verdaulichkeit
entspricht, die uns schon aus physiologisch-chemischen Versuchen
bekannt ist. — Wenn wir die Arbeit der Magendrüsen bei verschiedener Nahrung vergleichen, müssen wir anerkennen, dass sie
auch in anderer Beziehung zweckmässig ist. Das vegetabilische
Eiweiss verlangt zu seiner Verdauung viel Ferment; dieser Forderung wird weniger durch eine Steigerung der Saftmenge, als
dadurch Genüge geleistet, dass auf Brot ein ausserordentlich konzentrierter Saft sezerniert wird. Man kann hieraus entnehmen,
dass nur nach dem Ferment des Magensafts grosse Nachfrage
herrschte, während bedeutende Mengen Salzsäure unnütz, ja vielleicht schädlich gewesen wären. Dass in der That bei der Brotverdauung im Magen ein Überfluss von Salzsäure vermieden wird,
ersehen wir aus einer anderen Eigentümlichkeit der Sekretion in
diesem Falle. Die Gesamtmenge des Saftes, die auf Brot geliefert
wird, ist nur wenig grösser, als die nach Milchgenuss sezernierte,
sie wird jedoch auf eine viel längere Zeit verteilt, sodass die
mittlere stündliche Saftmenge bei Brotnahrung anderthalbmal
kleiner ist, als nach dem Genuss von Milch oder Fleisch. Somit ist bei der Verdauung des Brotes während der ganzen
Sekretionsdauer nur wenig Salzsäure im Magen. Dieses steht in
gutem Einklang mit der physiologisch-chemischen Beobachtung,

dass ein Überschuss von Säure die Verdauung der Stärke, die
ja in reichlichen Mengen im Brot enthalten ist, beeinträchtigt.
Aus klinischen Beobachtungen wissen wir ferner, dass in Fällen
von Hyperacidität eine grosse Menge des Brotamylums den Magen-
darmkanal unausgenutzt passiert, während Fleisch vorzüglich verdaut wird.

Vielleicht besteht auch eine andere Erscheinung, die oben
schon mehrmals erwähnt, bisher jedoch noch nicht gedeutet worden ist, ebenfalls zu Nutzen der Verdauung der Stärke, oder
gewissermassen mit Rücksicht darauf. Ich meine hier die lange,
mindestens 5 Minuten währende Pause, die immer zwischen
der Nahrungsaufnahme und dem Beginn der Sekretion verstreicht;
diese Pause wird stets beobachtet, sei es dass der Versuch (unter
Scheinfütterung) am unversehrten Magen angestellt wird, sei es,
dass dazu ein Hund mit reseziertem kleinen Magen dient.

Diese sozusagen latente Periode ist niemals kürzer als 4¹/₂
bis 5 Minuten, kann sich aber auch oft verlängern, bis zu 10
Minuten. Was hat sie für eine Bedeutung? Wir haben keinen
Grund, ihr Zustandekommen durch äussere Umstände zu erklären,
z. B. durch den Zeitraum, der nötig ist, damit sich die Drüsen
bis zum Rande füllen, der Saft die innere Magenwand benetzt
und in Strömen zur Fistelöffnung herabrinnt; keinen Grund deshalb, weil die latente Periode selbst dann besteht, wenn die
Drüsen bereits mit Saft gefüllt sind, und das Sekret die Magenwand benetzt hat. Weiter wäre es sonderbar, sich vorzustellen,
dass die Magendrüsen nicht früher auf einen Reiz zu reagieren
vermöchten, als bis 5 Minuten nach seiner Applikation verstrichen
sind. Es bleibt nur übrig, in dem Bestehen der Latenzperiode
ein bestimmtes Ziel zu erblicken. Vielleicht sind diese 5 bis 10
Minuten darauf berechnet, dass sich in dieser Zeit die Wirkung
des amylolytischen Speichelferments entfalte. Diese Erklärung
kann natürlich nicht sehr überzeugend wirken, so lange die Frage
selbst noch nicht in das Bereich der systematischen wissenschaft-
lichen Forschung gezogen ist.

Um so lieber gehe ich nun zur Arbeit der Bauchspeicheldrüse über, da hier die Zweckmässigkeit der Sekretion der Natur

der Dinge nach ausser allem Zweifel steht. In der folgenden
Tafel sind Versuche von Dr. Walther zusammengestellt, um die
Arbeit der Bauchspeicheldrüse nach Saftmenge und Ferment-
gehalt bei verschiedener Kost zu illustrieren.

Nahrung.	Menge des Saftes.	Eiweissferment.		Stärkeferment.		Fettferment.	
		Konzentration des Saftes.	Absolute Menge der Ferment-einheiten.	Konzentration.	Absolute Menge.	Konzentration.	Absolute Menge.
600 ccm Milch	48 ccm	22,6	1085	9	432	90,3	4334
250 g Brot	151 „	13,1	1978	10,6	1601	5,3	800
100 g Fleisch	144 „	10,6	1502	4,5	648	25,0	3600

Unter der Konzentration des Saftes verstehen wir das
Quadrat der Millimeter der gelösten Eiweiss- oder Stärkesäule oder
das Quadrat der ccm der verbrauchten alkalischen Titerlösung;
unter der absoluten Menge der Fermenteinheiten — das Produkt
aus der Konzentration und der Menge des Saftes (in Kubik-
centimetern). Die verglichenen Kostmasse stellen wiederum Stickstoffäquivalente dar. Wir sehen auch hier, dass jeder Sorte der
Nahrung eine bestimmte Menge Pankreassaft entspricht. Wahrhaft
frappant ist das Verhalten der Fermente. Auch in dieser Beziehung ist einer jeden Nahrung ein besonderer Saft eigen. Am
meisten Eiweissferment finden wir im Milchsaft, weniger im
Brot- und im Fleischsaft; am meisten amylolytisches Ferment im
Brotsaft, weniger im Milch- und im Fleischsaft; im Gegensatz
hierzu ist der Brotsaft an fettspaltendem Ferment ausserordentlich
arm, der Milchsaft hingegen sehr reich; der Fleischsaft nimmt
eine Mittelstellung ein. Für die beiden letzten Fermente ist
es ohne weitere Worte klar, dass sich der Saft den Eigenschaften der Nahrung anpasst: die stärkehaltige Nahrung erhält

einen Saft mit viel amylolytischem, die fettreiche einen Saft mit
viel fettspaltendem Fermente. Dieses ist schon aus den Fermentkonzentrationen, besser noch aus den absoluten Fermentmengen
ersichtlich (siehe die Tabelle). Nur das Verhalten des Eiweissferments kann uns zunächst stutzig machen. Bei der Arbeit der
Magendrüsen sahen wir gerade das Gegenteil; dort wurde auf
Milch die schwächste, hier jedoch die stärkste Fermentlösung ergossen. Wenn wir jedoch die Saftmengen in Betracht ziehen,
so finden wir auch hier, dass bei der Darreichung gleicher Ei-
weissmengen in Form von Brot, Fleisch und Milch im ersten Falle
1978, im zweiten 1502 und im dritten 1085 Fermenteinheiten
sezerniert werden, d. h. auch von der Bauchspeicheldrüse verlangt
das vegetabilische Eiweiss am meisten, das Milcheiweiss am wenigsten Ferment. Der Unterschied zwischen Magen und Pankreas
beschränkt sich hier also darauf, dass der Magen das Ferment in sehr konzentrierter, die Bauchspeicheldrüse in sehr ver-
dünnter Lösung auf das Brot ergiesst. Mir scheint, dass dieses
Faktum unsere frühere Voraussetzung bekräftigt, dass bei der
Brotverdauung eine grössere Anhäufung von Salzsäure vermieden
wird. Jedenfalls legt das erörterte Verhältnis zwischen Magen-
und Pankreassekretion ein interessantes Zeugnis von der Kompliziertheit und der Feinheit des Verdauungsmechanismus ab;
offenbar birgt sich hier ein reiches Arbeitsfeld mit noch nicht
gelösten und wichtigen Fragen.

Die Arbeit des Pankreas wird ebenso wie die der Magendrüsen nicht nur durch Menge und Eigenschaften des Saftes,
sondern auch durch den Sekretionsverlauf für die verschiedenen
Kostarten charakteristisch. Ich gebe in folgendem Zahlen und
Kurven (Fig. 9 u. 10) aus der Arbeit des Dr. W a l t h e r.

Die Absonderung des Pankreassaftes in stündlichen Mengen

bei 600 ccm Milch: 8,5   7,6   14,6   11,2   3,2   1,0 ccm,
bei 250 g Brot: 36,5 50,2 20,9 14,1 16,4 12,7 10,7 6,9 ccm,
bei 100 g Fleisch: 38,75   44,6   30,4   16,9   0,8 ccm.

Fig. 9.

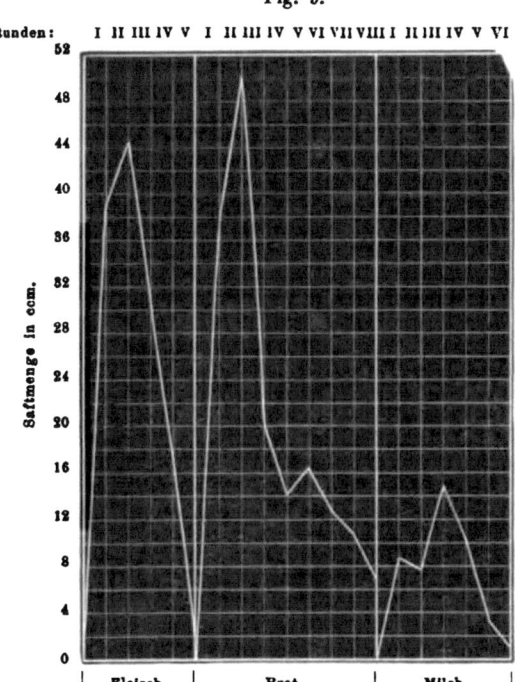

Der Sekretionsverlauf des Bauchspeichels beim Genuss von Fleisch, Brot, Milch.

Schwankungen des Fermentgehaltes in stündl. Portionen des Pankreassafts nach Genuss von 100 g Fleisch; 250 g Brot; 600 ccm Milch.

(Hierzu Fig. 10 auf S. 53.)

Fleisch.

Stunden.	Eiweissferment.	Stärkeferment.	Fettferment.
1.	3,5	2,62	5,2
2.	2,88	2,5	5,7
3.	2,5	2,0	4,1
4.	3,88	2,69	4,8

4*

Brot:

Stunden.	Eiweissferment.	Stärkeferment.	Fettferment.
1.	3,0	2,75	2,2
2.	2,88	2,38	2,1
3.	3,5	2,62	1,6
4.	3,88	3,12	1,7
5.	4,12	3,88	2,1
6.	4,25	4,25	2,5
7.	4,62	4,75	3,1
8.	6,0	5,12	—

Milch:

1.	5,75	5,0	14,3
2.	5,88	5,0	19,7
3.	4,25	2,38	7,0
4.	4,5	3,31	5,9

Angesichts der angeführten Thatsachen und der Eigenschaft aller Gewebe des Organismus, unter dem Einfluss forcierter Arbeit oder, umgekehrt, gänzlicher Ruhe mehr oder minder stabile Veränderungen einzugehen, könnte man ähnliche Vorgänge auch bei unseren Drüsen vermuten. Eine in dieser Richtung unternommene Untersuchung der Bauchspeicheldrüse erwies sich erfolgreich. Wenn man bei Tieren die Art der Nahrung ändert und das neue Regimen längere Zeit inne hält, so passt sich der Fermentgehalt des Saftes mit jedem Tage mehr und mehr der veränderten Nahrung an. Wenn man z. B. einen Hund wochenlang lediglich mit Milch und Brot ernährt und ihn dann auf eine ausschliessliche Fleischkost überführt, die ja viel mehr Eiweisskörper und beinahe gar keine Stärke enthält, so kann man eine stetige Zunahme des Eiweissferments im Pankreassaft beobachten. Das Vermögen, Eiweiss zu verdauen, wächst von Tage zu Tage, während das amylolytische Vermögen im Gegensatz hierzu sich in stetigem Fallen befindet. Hier sei ein Versuch aus der Arbeit des Dr. Wassiljew angeführt: ein Fistelhund erhielt im Verlauf von 1½ Monaten täglich 2 Flaschen Milch (1200 ccm) und 1 russisches Pfund (410 g) Weissbrot. Die stündlichen Saftmengen hatten in den ersten 6 Stunden nach der Fütterung das folgende Verdauungsvermögen: für das Eiweissferment in mm: 0, 0, 0,25, 0,25, 0,25, 0,25; für das Stärkeferment in mg Zucker: 8, 13, 10, 16, 18, 15. Darauf wird der Hund auf 1½ Pfund Fleisch täglich übergeführt. Schon nach drei Tagen kann man konstatieren, dass das Eiweissferment in die Höhe geht, während das Stärkeferment fällt. Am 23. Tage der Fleischdiät, während der sich der Saft beständig in dem angedeuteten Sinne verändert hat, verzeichnen wir folgende Werte (ebenfalls für die ersten 6 Stunden nach der Fütterung): für das Eiweissferment 1,5, 1,0,

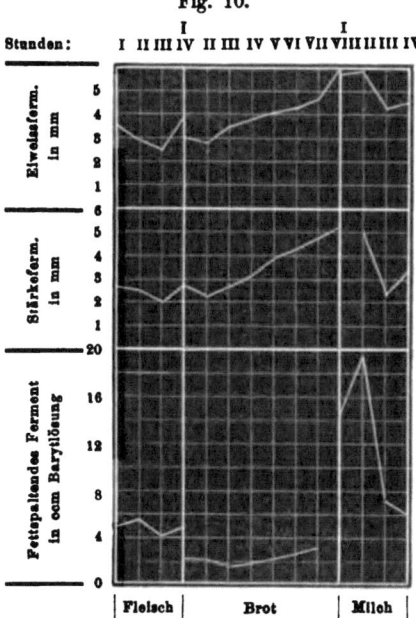

Fig. 10.

Die Fermente des Pankreassaftes bei Fleisch, Brot und Milch.

In horizontaler Richtung wolle man das Verhalten desselben Fermentes bei verschiedener Nahrung, in vertikaler — die verschiedenen Fermente bei derselben Nahrung vergleichen.

1,5, 3,5, 3,5, 3,0; für das Stärkeferment: 4, 3, 3, 7, 4, 6. Hierbei müssen wir noch bemerken, dass in dieser Reihe der Saft doppelt so lange auf die Stärke einwirkte, als in der ersten.

Obgleich das Resultat dieser Versuche ganz unzweideutig ist, hätte man einwenden können, dass sich die Bereitung der Fermente gleichgeblieben sei und sich blos auf andere Stunden der Verdauungsperiode verteilt habe. Wir beschlossen, um unseren Resultaten den Charakter einer absoluten Gewissheit zu verleihen, die fermentativen Eigenschaften der gesamten täglichen (24 stündigen) Saftmenge zu vergleichen. Dieser mühsame Versuch ist von Dr. Jablonski ausgeführt worden. Ein Hund, der lange mit

Fleisch genährt worden war, und dessen Pankreassaft sehr
energisch auf Eiweiss einwirkte, wurde auf eine Milch- und Brotdiät gesetzt. Das eiweissverdauende Vermögen des Saftes begann stetig zu sinken, soweit man aus den Proben der ersten
6 Stunden nach der Nahrungsaufnahme schliessen kann. Am
30. Tage dieser Diät wird der in 24 Stunden sezernierte Saft
gesammelt. Sein Vermögen Eiweiss zu verdauen ist gleich 4 mm
(nach Mett); 10 Tage darauf wird der Versuch wiederholt, und
das Verdauungsvermögen des 24 stündigen Saftes ist bis auf
2,25 mm gesunken. Der dritte Versuch wird nach weiteren
12 Tagen angestellt und ergiebt eine Verdauungskraft von
1,25 mm. Beim 4. Versuch endlich, der nach abermals 24 Tagen
angestellt wurde, war das Verdauungsvermögen für Eiweiss gleich
Null (nach Mett). Das Stärkeferment wuchs anfangs stetig an,
später jedoch gab es unregelmässige Schwankungen, mit einer
leichten Tendenz zu fallen. Der letztere Umstand muss jedoch
noch nachgeprüft werden. Das Resultat des Versuches lässt hinsichtlich des eiweissverdauenden Fermentes nichts mehr zu wünschen übrig. Es ist natürlich von Wichtigkeit, das Verhalten
der anderen Fermente gleich genau zu untersuchen. — Wenn
sich bei unseren Versuchstieren unter dem Einfluss des gegebenen
Regimens dieser oder jener Zustand des Pankreas ausgebildet hatte
und in charakteristischer Weise hervorgetreten war, so konnten
wir ihn durch Diätänderung an ein und demselben Tiere zu verschiedenen Malen umwandeln. Dieser Umstand schliesst jeden
Verdacht aus, dass wir es bei unseren Versuchen mit einer spon-
tanen und unabwendbaren Alteration der Drüse zu thun hatten,
wie sie unter dem Einflusse der Operation oder anderer pathologischer Verhältnisse wohl hätte entstehen können.

Da die Speise so mächtig auf den chemischen Charakter
der Drüse einwirkt, konnten sich möglicherweise unter dem Einfluss beständiger natürlicher Lebensbedingungen oder unter dem
Einfluss eines lange (oft das ganze Leben hindurch) andauernden
Regimens (wie es z. B. oft an Rassehunden durchgeführt wird)
persistierende Typen der Pankreasdrüse ausarbeiten. Unser experi-
mentelles Material giebt uns, wie mir scheint, einige Hinweise

hierauf. Obgleich unsere Laboratoriumshunde unter gleichen Be-
dingungen leben und ernährt werden, unterscheidet sich doch der
Pankreassaft der verschiedenen Hunde oft sehr wesentlich durch
seinen Fermentgehalt. Dementsprechend thut sich auch eine
Änderung des Regimens bei dem einen Hunde sehr bald in den
Eigenschaften des Saftes kund, während sich bei einem anderen
Hunde der Umbau des Pankreas nur höchst langsam vollzieht.
Im letzteren Falle können abrupte Übergänge von einem Regimen
zum anderen oft ernste Erkrankungen hervorrufen.

Was nun die Magendrüsen betrifft, so ist hier die Frage
von den chronischen Veränderungen der Fermentproduktion vorläufig offen geblieben. Wir haben im Laboratorium schon von
sehr vielen Hunden (20 bis 30) Magensaft durch Scheinfütterung
gewonnen und nichtsdestoweniger niemals augenfällige und konstante Unterschiede in dem Verdauungsvermögen des Saftes verschiedener Hunde gesehen. Dr. Samojloff hat (in noch nicht
veröffentlichten Untersuchungen) zur Lösung dieser Frage drei
gastro- und ösophagotomierte Hunde beobachtet; durch oft wiederholte Scheinfütterungsversuche wurden die Hunde vorgeprüft und
dann auf verschiedene Diät gesetzt. Nach langer Zeit wurden
sie wieder durch Scheinfütterung geprüft; der Magensaft zeigte
keine wesentlichen Unterschiede gegen den früher gelieferten.
Wie sollen wir uns zu diesem Resultate verhalten? Sollten
unsere Methoden zur Schätzung des Fermentgehalts des Magensafts unzulänglich sein, oder unterscheiden sich in der That
Magendrüsen und Pankreas in diesem so wichtigen Punkte?
Natürlich ist es möglich, dass das Pankreas die Rolle einer Er-
gänzungs-, sozusagen Reservedrüse spielt, die je nach der Last,
die dem Verdauungskanal aufgebürdet ist, ihre Arbeit bald verstärkt, bald abschwächt; während die Magendrüsen als erste
Verdauungsinstanz von Belang beständig maximal arbeiten müssen.
In letzter Zeit hat Dr. Lobassoff in unserem Laboratorium eine
nicht ganz leicht zu deutende Thatsache beobachtet, die dafür
spricht, dass stabile Veränderungen der Magendrüsen unter dem
Einfluss prolongierter Regimen vorkommen. Wir besitzen nämlich einen Hund, bei dem ein Stück des Fundus nach Heiden-

hain, d. h. unter Durchschneidung der Vagi, isoliert ist. Wir müssen vorausschicken, dass, wenn solche Hunde längere Zeit leben, die Absonderung des Magensaftes nach und nach sehr unbedeutend wird. (Beobachtung unseres Laboratoriums.) Der betreffende Hund zeigte folgendes Verhalten: wenn er längere Zeit täglich reichlich Fleisch genossen hatte, so gab eine bestimmte Probemahlzeit stets eine viel reichlichere Sekretion, als wenn das Tier mit anderer Speise, z. B. mit Hafersuppe, ernährt worden war. Da jedoch bei einem so operierten Tiere die Magendrüsen unter wesentlich alterierten Bedingungen leben und arbeiten, können wir auf dies Faktum kein zu grosses Gewicht legen.

Alle angeführten Thatsachen rechtfertigen, wie mir scheint, in genügendem Masse unsere frühere Schlussfolgerung, die wir jetzt noch einmal wiederholen, dass nämlich die Arbeit der untersuchten Verdauungsdrüsen ungemein kompliziert und elastisch, dabei erstaunlich genau und auch zweckdienlich ist; freilich tritt uns die letztere Eigenschaft vorläufig nur in vereinzelten Fällen in fragloser Klarheit entgegen.

Dritte Vorlesung.

Die centrifugalen Nerven der Magendrüsen und des Pankreas.

Meine Herren! Das letzte Mal haben wir uns mit langweiligen Zahlen und Kurven beschäftigt, die uns jedoch eine ausserordentlich interessante Thatsache gelehrt haben: es hat sich erwiesen, dass die Magendrüsen und das Pankreas gleichsam mit Verstand begabt sind. Sie ergiessen ihren Saft nach Quantität und Qualität genau so, wie es der Menge und der Art der Nahrung entspricht, und sezernieren gerade diejenige Flüssigkeit, die für die Bearbeitung der genossenen Nahrung am vorteilhaftesten ist. Natürlich fragen wir uns sogleich, wodurch ist dieses möglich? worauf beruht, worin besteht denn der Verstand der Drüsen? Eine mutmassliche Antwort auf diese Frage ist schnell gegeben: natürlich haben wir den Grund der Anpassungsfähigkeit der Drüsen vor allem in den Innervationsverhältnissen dieser Organe zu suchen. Und nur wenn sich diese Voraussetzung nicht stichhaltig erweist, müssen wir uns nach einer anderen Erklärung umsehen. Deshalb werden wir uns in der heutigen Vorlesung mit dem Studium der nervösen Beeinflussung der Thätigkeit der Magendrüsen und des Pankreas befassen.

Ich halte es für zweckmässig einleitend zu bemerken, dass der unlängst verschiedene berühmte Leipziger Physiologe Ludwig[1]) schon vor 45 Jahren durch ein klassisches Experiment beweisen konnte, dass die Speicheldrüsen einen speziellen Nerven besitzen, der die chemische Thätigkeit der Drüsenzellen unmittelbar anregt und hierdurch die Absonderung des Speichels veranlasst. Dieser Nerv erhielt den Namen eines sekretorischen oder Absonderungsnerven. Der Breslauer Physiologe Heidenhain[2]) verfolgte den Gegenstand weiter und erbrachte den unzweifelhaften Beweis, dass der Prozess der Speichelbereitung in den Drüsen in zwei Vorgänge zu zerlegen ist: in die Absonderung der Speichelflüssigkeit mit den anorganischen Salzen und in die Bereitung eines spezifischen organischen Körpers. Entsprechend diesen beiden Komponenten des Prozesses unterscheidet Heidenhain, und mit ihm die meisten Physiologen, zwei Arten von speziellen Nervenfasern, die der Thätigkeit der Speicheldrüsen vorstehen. Die einen beeinflussen die Absonderung des Wassers und der darin gelösten anorganischen Salze; die anderen führen zur Anhäufung des spezifisch wirksamen organischen Körpers im Sekrete. Für die ersteren behielt Heidenhain den alten Namen der sekretorischen Nerven bei, die zweiten nannte er trophische.

Die Frage, ob es eine spezielle sekretorische Innervation der Magendrüsen giebt, ist schon sehr alt und hat ein interessantes Schicksal gehabt. Auf diesem Gebiete stand die Physiologie lange Zeit in scharfem Widerspruch mit der praktischen Medizin. Während sich die letztere der Beweiskraft ihrer Beobachtungen unterwarf und unsere Frage im positiven Sinne beantwortete, die Existenz sekretorischer Nerven des Magens also als unzweifelhaft ansah und sogar verschiedene Erkrankungen des Innervationsapparates unterschied, hat sich die erstere im Verlauf von Jahrzehnten erfolglos bemüht, zu bestimmten Resultaten in dieser Frage zu gelangen. Dies ist einer von den eklatanten und durchaus nicht seltenen Fällen, wo die Medizin über physiologische Dinge

---

[1]) Zeitschrift für rat. Medizin. N. F. I. 1851.
[2]) R. Heidenhain, Studien des physiol. Instituts zu Breslau IV, 1868 und Pflügers Archiv Bd. XVII, 1878.

richtiger urteilte, als die Physiologie selbst. Und dieses ist wahrlich nicht wunderbar. Die Welt der pathologischen Erscheinungen ist ja nur eine unendliche Reihe der verschiedensten a u s s e r o r d e n t l i c h e n, d. h. im normalen Lebensverlauf nicht vorkommenden, Kombinationen physiologischer Vorgänge. Es ist dies eine Reihe von physiologischen Versuchen, die die Natur und das Leben anstellt; es sind dies oft solche Verkettungen von Erscheinungen, die den Physiologen der Gegenwart lange nicht in den Sinn gekommen wären, und die sich sogar durch unsere jetzigen technischen Hilfsmittel oft kaum hätten hervorrufen lassen. Deshalb wird die klinische Kasuistik stets eine reiche Fundgrube physiologischer Thatsachen bleiben. Deshalb ist es auch vollkommen natürlich, wenn der Physiologe ein enges Bündnis zwischen seiner Wissenschaft und der Medizin anstrebt.

Trotz des grossen Umfanges und der Verworrenheit der Litteratur über die Innervation der Magendrüsen sind wir jetzt in der glücklichen Lage, uns klar und bündig die Grundzüge der früheren Arbeiten vorzustellen, die Ursache ihres Misserfolges zu erfassen und aus dieser historischen Lehre Vorschriften für dasjenige ideale Experiment zu schöpfen, welches unsere Frage endgiltig entscheiden soll. Wir verfügen über drei gebräuchliche Methoden, um das Bestehen eines nervösen Einflusses auf irgend ein Organ festzustellen. Wir können erstens gewisse Nerven, die mit dem betreffenden Organ in anatomischem Zusammenhang stehen, durchschneiden, oder überhaupt auf irgend eine Art paralysieren, und dann das Organ genau beobachten, ob es nicht jetzt seine Thätigkeit einstellt, verstärkt oder überhaupt in irgend einer Weise quantitativ oder qualitativ von der Norm abweichen lässt. Natürlich wird unser Schluss von den Beziehungen des Nerven zum Organ um so genauer sein und der Wahrheit um so näher kommen, je konkreter und je vollständiger wir die beiden Zustände vergleichen, und je besser die zufälligen und mittelbaren Schwankungen ausgeschlossen sind, die sich in der Funktion des Organs vor und nach der Nervendurchschneidung einstellen können. Einen zweiten und schlagenden Beweis der nervösen Beeinflussung eines Organs bildet das Resultat der künstlichen Reizung des betreffenden Ner-

ven. Wenn die Reizung jedesmal die gleiche Veränderung der
Funktion hervorruft, und wenn diese Veränderung beim Fortfalle
des Reizes präzise aufhört, so dürfen wir mit Fug und Recht
diesen Nerv als mit dem Organ verbunden ansehen. Jedoch auch
hier darf man nicht ausser Acht lassen, dass zwei Eventualitäten
möglich sind. Es kann sich ereignen, dass die Funktion des
Organs deshalb keine Veränderung erleidet, weil der Nerv oder das
betreffende Organ sich in einem anormalen Zustande befindet; bei
den Mängeln, die ja leider noch vielen von unseren physiologischen
Methoden anhaften, ist dieses ja wohl möglich. Deshalb geniessen
auch Versuche mit einem negativen Resultat einen nur bedingten
Ruf und werden von vielen Autoren gar nicht einmal veröffentlicht.
Andererseits kann die Funktionsänderung des Organs, die bei der
Reizung dieses oder jenes Nerven eintritt, eine indirekte und zwar
durch Vermittelung eines oder vieler anderer Organe entstandene
sein. Nur eine aufmerksame und genaue physiologische (wo es
not thut, auch anatomische) Isolierung des Organs kann uns vor
dieser Fehlerquelle schützen. Es giebt endlich noch eine dritte
Beweisführung, die wir vielleicht richtiger an erster Stelle hätten
nennen sollen; sie giebt uns die Überzeugung eines nervösen Einflusses selbst dort, wo die ersten, direkten, Methoden resultatlos
bleiben; sie besteht in dem allgemeinsten Nachweis von Beziehungen
des betreffenden Organs zum Nervensystem. Das ist das eigentliche
Gebiet umfassender Beobachtung in Klinik und Alltagsleben. So
war das allbekannte Faktum vom Speichelfluss beim Anblicke
appetitlicher Speisen stets ein guter Beweis für die nervöse Beeinflussung der Speicheldrüsen.

Diese Wege ist auch die Forschung gewandert, als sie die
Innervation der Magendrüsen untersuchte.

So oft die Nn. vagi, die hauptsächlichsten anatomischen Nerven des Magens, am Halse durchschnitten wurden, beobachteten
viele Forscher Störungen der sekretorischen Thätigkeit des Magens,
die die Menge oder die Eigenschaften des Magensaftes betrafen.
Dieses Faktum hat jedoch nur wenige davon überzeugt, dass der
Vagus in unmittelbarer Beziehung zur sekretorischen Thätigkeit des
Magens stehe. Wie bekannt, ist die doppelseitige Durchschneidung

der Vagi am Halse eine Operation, die von den schwersten Folgen für das Tier begleitet ist und gewöhnlich nach ein paar Tagen — am häufigsten nach zwei bis drei Tagen — zum Tode führt. Wenn diese Operation im Verlauf einiger Tage sämtliche Funktionen des Organismus zum Stillstand bringt, so ist es nicht zu verwundern, wenn unter andern auch die Funktion der Magendrüsen gestört wird; mithin würde es gewagt sein, aus diesem Versuche auf eine direkte Beziehung des Vagus zu den Magendrüsen zu schliessen (dieses ist eine gute Illustration der oben angeführten zweiten Regel der Durchschneidungsversuche). Eine solche vorsichtige Deutung des Versuches schien um so mehr gerechtfertigt, als Schiff[1]) seine Hunde, denen er die Nn. vagi unterhalb des Zwerchfells durchschnitten hatte, mit Leichtigkeit bei guter Gesundheit und vollem Wohlergehen erhalten konnte; seine Versuchstiere nahmen an Gewicht zu, und die jüngeren Hunde entwickelten sich so gut, als ob ihnen nichts geschehen wäre. Diese Versuche Schiffs haben in den Augen vieler Forscher eine entscheidende Bedeutung gegen die Anerkennung einer Innervation gehabt, und leider wird diese Ansicht auch jetzt noch geteilt. Und doch kann man gegen diese Versuche zwei gewichtige Einwände machen. Erstens kann das Überleben des Tieres natürlich nicht als Beweis dafür gelten, dass in der Thätigkeit der Magendrüsen keine Abweichung von der Norm eingetreten sei. Wir überzeugen uns mit jedem Tage mehr und mehr davon, dass der Organismus nach dem Prinzipe einer gegenseitigen Hilfeleistung und Vertretung der Organe regiert wird. In unserem Falle hätte man noch beachten müssen, dass auch das sympathische Nervensystem seine Fasern zum Magen entsendet. Schiff hat überdies keinen präzisen und ausführlichen Vergleich der sekretorischen Thätigkeit des Magens vor und nach der Vagotomie aufzuweisen (dieses ist ein gutes Beispiel für die Wichtigkeit der ersten unserer Regeln für Durchschneidungsversuche). Zweitens zieht die subdiaphragmale Vagotomie die Möglichkeit gar nicht in Betracht, dass die sekretorischen Vagusfasern des Magens oberhalb des Zwerchfelles in die Speise-

---

[1]) Schiff, Leçons sur la physiologie de la digestion 1867.

röhre eintreten und in den tieferen Schichten derselben zum Magen
verlaufen können.

Ebenso unbestimmt, vielleicht noch mehr absprechend, fielen
die Versuche mit der Reizung des Nervus vagus aus. Beinahe
keiner der Autoren, sie mochten den Vagus reizen, wo und wie
sie wollten, konnte einen Effekt verzeichnen, der an eine sekretorische Wirkung erinnert hätte. Die vereinzelten und wenig über-
zeugenden Mitteilungen positiver Erfolge verstummen gegenüber
dem lauten Chore überzeugter Abrede, und dieses umsomehr, da
die Versuchsordnung in allen einander widersprechenden Experimenten die gleiche war. Ganz vereinzelt steht unter allen diesen
experimentellen Arbeiten der Versuch zweier französischer Autoren
da, die bei einem enthaupteten Verbrecher den Vagus reizten
und noch 45 Minuten nach der Hinrichtung auf der Innenfläche
des Magens Tropfen von Magensaft entstehen sahen.[1]) Hierzu
müssen wir bemerken, dass dieses möglicherweise blos ein Her-
vorpressen des Magensafts aus den Drüsen war, wie es bei den
durch die Nervenreizung hervorgerufenen Kontraktionen der Magenwand wohl denkbar ist. Späterhin werden wir Thatsachen anführen,
die den Eintritt einer wirklichen sekretorischen Thätigkeit unter den
Versuchsbedingungen der Verfasser wenig wahrscheinlich machen.
Überhaupt ist es interessant zu beobachten, wie verschieden die
Frage der sekretorischen Innervation des Magens von den deutschen
und französischen Physiologen behandelt wird. Während die
deutschen Physiologen, präzise und konstante Versuche fordernd,
sich bis zur letzten Zeit streng absprechend zur sekretorischen
Innervation des Magens verhielten, kann man bei französischen
Autoren diese oder jene anscheinend beweisende Versuche angeführt
finden, oder wenigstens auf Ausdrucksweisen stossen, die das Vorhandensein einer solchen Innervation als wahrscheinlich suppo-
nieren. — Ebenso negativ fielen die Versuche mit dem sympathischen Nervensystem aus. Mithin haben die beiden ersten von
mir genannten Verfahren — die Durchschneidung und die Reizung von Nerven — in der Anwendung auf die Magendrüsen zu

---

[1]) Regnard et Loye, Expériences sur un supplicié. Progrès méd. 1885.

keinem Resultat geführt, oder wenigstens die meisten Physiologen
nicht zu überzeugen vermocht.
Um so mehr glückte es dem dritten Verfahren. Schon im
Jahre 1852 beobachteten Bidder und Schmidt[1]), dass man unter
Umständen Hunde nur durch den Anblick der Speise zu reizen
brauche, um eine Absonderung von Magensaft hervorzurufen.
Obgleich einzelne Autoren diese Angabe nicht bestätigen konnten,
haben sich doch die meisten von ihrer Richtigkeit überzeugt.
In neuerer Zeit hatte der französische Physiologe Richet[2])
Gelegenheit, eine Patientin zu beobachten, welcher wegen einer
bestehenden Ösophagusstriktur die Gastrostomie gemacht worden
war. Sobald die Patientin etwas Süsses oder Saures in den
Mund nahm, konnte Richet die Absonderung reinen Magensaftes wahrnehmen. Bidder und Schmidts Versuche und
Richets Beobachtungen beweisen einen Einfluss des Nervensystems auf die Absonderung des Magensafts, mag nun dieser
Einfluss ein direkter oder indirekter sein. Dieses Faktum konnte
und musste den Ausgangspunkt neuer Untersuchungen bilden.
Es bewies unumstösslich, dass die Magendrüsen durch Nerven
beeinflusst werden, da ja die Erscheinung auf Fernwirkung beruhte
und ohne jede unmittelbare Berührung zwischen Speise und Magenschleimhaut zu stande kam. Es blieb nur übrig, den Versuch konstant und einfach zu machen, mit anderen Worten, seine Reproduktion zu erleichtern und ihm eine präzise Deutung zu sichern.
In der That kann ich Ihnen heute Versuche demonstrieren,
die unbedingt konstante und unzweideutige Resultate geben. Wir
haben hier einen Hund vor uns, der so operiert ist, wie ich es
in der ersten Vorlesung beschrieben habe. Er besitzt eine gewöhnliche Magenfistel mit Metallkanüle und ist ausserdem ösophagotomiert worden, sodass seine Mundhöhle ausser jeder Verbindung
mit der Magenhöhle steht. Sein Magen ist vor Beginn der Vorlesung ausgespült worden, und, wie Sie sehen, fliesst jetzt aus der
geöffneten Fistel kein Tropfen Flüssigkeit heraus. Ich gebe dem

---

[1]) F. Bidder u. C. Schmidt, Die Verdauungssäfte etc. 1852.
[2]) Journal de l'anatomie et de la physiologie. 1878.

Hunde zu fressen. Das Tier frisst mit Heisshunger, und alles
verschlungene Fleisch fällt zum oberen Ende der Speiseröhre
wieder heraus. Nachdem diese Fütterung, die wir der Kürze
halber „Scheinfütterung" [1]) nennen wollen (dieser Ausdruck
wird später immer zur Bezeichnung dieser Versuchsform gebraucht
werden), 5 Minuten gedauert hat, wird in der Fistel ganz reiner
Magensaft sichtbar; der Saftstrom wird immer reichlicher und
reichlicher, und jetzt, 5 Minuten nach dem Beginne der Sekretion,
zählen wir schon ca. 20 ccm Saft. Wir können das Tier beliebig
lange füttern, die Sekretion wird in demselben Tempo ein, zwei
und mehr Stunden fortdauern. Wir sind schon auf Hunde gestossen, die so gierig waren, dass sie nicht müde wurden, 5 bis
6 Stunden lang auf diese Weise zu fressen; hierbei konnten sie
im ganzen bis zu 700 ccm des reinsten Magensafts absondern.
Der Sinn dieses Versuches ist einleuchtend. Es ist klar, dass
der Effekt der Fütterung sich durch nervöse Bahnen den Magendrüsen überträgt.

Darüber, was eigentlich in diesem Falle als Reizmoment
dient, werde ich mich später aussprechen. Jetzt wollen wir
unseren Versuch durch einen weiteren Schritt — die Durchschneidung des N. vagus — vervollständigen. Wenn wir jetzt
(vor der Durchschneidung) die Fütterung des Tieres einstellen,
so hört die Absonderung nicht sogleich auf, sondern zieht sich,
langsam erlöschend, noch längere Zeit — drei bis vier Stunden —
hin. Ohne auf ein gänzliches Ausklingen zu warten, können wir
zu weiteren Versuchen schreiten. Bei unserem Hunde ist gleichzeitig mit der Anlegung der Magenfistel der rechte Vagus unterhalb des N. laryngeus infer. und der Rami cardiaci durchschnitten
worden. Auf diese Weise sind rechterseits nur die Lungen-
und Bauchfasern des Nerven ausser Funktion gesetzt, die Kehl-
kopf- und Herzfasern jedoch intakt geblieben. Ungefähr drei
Stunden vor unserer heutigen Vorlesung habe ich den linken

---

[1]) Der entsprechende russische Ausdruck „мнимое кормление", vermeint-
liche Fütterung, hebt den subjektiven Eindruck des Hundes, wirklich gefüttert zu werden, besser hervor. Wir behalten den Ausdruck „Scheinfütterung"
bei, weil er sich in der deutschen Fachlitteratur bereits eingebürgert hat.

Vagus am Halse frei präpariert, ihn jedoch nicht durchschnitten, sondern nur auf eine Fadenschlinge genommen. Nun ziehe ich den Faden etwas an, führe den Nerv nach aussen und durchtrenne ihn mit einem raschen Scherenschlag. Jetzt sind bei unserem Hunde die Lungen- und die Bauchvagi beiderseits paralysiert, während rechterseits die Kehlkopf- und Herzfasern intakt sind. Dieses hat, wie Sie sehen, zur Folge, dass der Hund nach Durchschneidung des linken Halsvagus keinerlei Anzeichen eines pathologischen oder sonstwie belästigten Zustands darbietet. Es fehlen eben die Symptome einer gestörten Herz- und Kehlkopfinnervation, die gewöhnlich den bedrohlichen Zustand des Tieres nach der beiderseitigen und vollständigen Durchtrennung der Halsvagi veranlassen. Nach der Durchschneidung des Nerven verringert sich die Absonderung des Magensafts zusehends und steht endlich gänzlich still. Wir bieten dem Hunde von neuem Speise an; er frisst sie mit wachsender Gier 5, 10, 15 Minuten lang, jedoch sehen wir jetzt, in grellem Gegensatz zu der vorigen Scheinfütterung, nicht einen einzigen Tropfen Saft aus dem Magen herausfliessen. Wir können den Hund füttern, so lange wir wollen, unseren Versuch in den nächsten Tagen beliebig oft wiederholen — niemals mehr werden wir bei unserem Tier eine Absonderung von Magensaft infolge der Scheinfütterung sehen. Dieser Versuch, den wir Ihnen demonstriert haben, lässt sich jederzeit ausnahmslos mit demselben Erfolge wiederholen.[1]

Diese Versuche sind zuerst von mir in Gemeinschaft mit Frau Schumow-Simanowski ausgeführt worden. Das nämliche Resultat konnte Dr. Jürgens an Hunden beobachten, bei denen die Nn. vagi unterhalb des Zwerchfelles durchschnitten waren. Dasselbe stellte sich endlich bei Prof. Sanozki heraus, der einen

---

[1]) Der Hund, der zu dem beschriebenen Versuche gedient hatte, blieb viele Monate lang leben. Später wurde ihm auch der rechte Vagus am Halse durchschnitten. Der Hund erfreute sich einer vollkommenen Gesundheit und genoss sein Leben in vollem Masse. Oft wiederholte Versuche ergaben bei ihm niemals eine Absonderung nach der Scheinfütterung. Dasselbe Verhalten zeigte auch ein anderer Hund, der ebenfalls die doppelte Durchschneidung der Halsvagi viele Monate lang überlebte.

Hund mit nach Heidenhain reseziertem Fundus beobachtete; bekanntlich werden hier bei der Bildung des Lappens die Vagusfasern durchschnitten. Auf Grund alles dieses erlaube ich mir zu behaupten, dass das in Rede stehende Faktum über allen Zweifel und Zufälligkeiten erhaben ist. Sie sehen also, meine Herren, dass man die Durchschneidung des N. vagus nur unter passenden Bedingungen vorzunehmen braucht, um ein unzweideutiges und konstantes Resultat zu erhalten, und dieses geschieht, wie ich sagte, unter gleichen Bedingungen immer. Da die Fasern des Halsvagus, die zu Kehlkopf und Herz gehen, nur unvollständig durchschnitten sind (die Magenfasern jedoch sind sämtlich durchtrennt), kann von einem schädigenden Einfluss eines schweren Allgemeinbefindens auf die Magensekretion nicht die Rede sein: es ist ja gar kein schweres Allgemeinbefinden vorhanden; der Hund frisst unmittelbar nach der Operation ebenso lustig, wie er es vor der Operation gethan hatte (dieses ist ein wesentlicher Vorzug unserer Ausführung der doppelten Vagotomie vor der früheren). Die Bauchfasern des Vagus sind als vollkommen durchtrennt zu betrachten. Und endlich — dies ist das wesentlichste Charakteristikum unseres Experimentes — wenden wir in der Scheinfütterung ein unmittelbares, einheitliches und, wie Sie aus der ersten Vorlesung wissen und heute selbst gesehen haben, vollkommen kompetentes Kriterium an (dies ist ein bedeutender Vorzug gegenüber den Versuchen von Schiff).

Der negative Effekt der Scheinfütterung nach der Vagotomie bedeutet aber noch nicht, dass jetzt die Magendrüsen einer jeden sekretorischen Fähigkeit bar sind; er beweist nur, dass ein gewisses reizendes Agens fortgefallen ist, welches die Magendrüsen auf der Bahn des Vagus erreicht. Es mögen noch andere Reize existieren, die auf die Magendrüsen durch Vermittlung anderer Nerven, oder sogar ganz ohne Nerven auf anderem Wege einwirken; bei dem Akte des normalen Essens jedoch erhalten die Magendrüsen ihre Thätigkeitsimpulse durch solche Nervenfasern, die in den Bahnen des Vagus verlaufen.

Was sind dies aber für Fasern? Wirken sie speziell sekretionserregend oder beeinflussen sie die Drüsen nur indirekt,

z. B. durch Vermittlung der Gefässe? Bei der gegenwärtig herrschenden Ansicht über die sekretorischen Vorgänge in den Drüsen ist die zweite Voraussetzung wenig wahrscheinlich, sie wird es noch mehr, da wir für die Richtigkeit der ersteren direkte Beweise beibringen können. Die Scheinfütterung kann nämlich leicht in ihrer stimulierenden Wirkung abgestuft werden, dadurch, dass wir dem Hunde eine solche Speise vorsetzen, die ihn hochgradig interessiert, oder aber seinem Fressgelüste durch ein weniger zusagendes Mahl Genüge leisten. Bekanntlich frisst der Hund Fleisch mit viel mehr Gier, als Brot. Wenn Sie dem Hunde Brot zu fressen geben, erhalten sie nicht nur viel weniger, sondern auch einen viel wässrigeren, d. h. fermentärmeren Saft. Ebenso erhalten Sie, wenn Sie Fleischstücke, aber in grösseren Intervallen, zu fressen geben, nicht nur weniger Saft, als wenn Sie den Hund in raschem Tempo füttern würden, sondern der Saft besitzt auch ein viel geringeres Verdauungsvermögen u. s. w. Folglich erhalten wir, je stärker wir reizen, desto mehr und desto pepsinreicheren Saft; diese Proportionalität ist aber der beste Beweis für die Spezifizität der die Drüsen versorgenden Nervenfasern. Wenn in den Nn. vagi nur vasomotorische (gefässerweiternde) Nerven für die Drüsen enthalten wären, so müsste der gesteigerte Saftfluss bei dem stärkeren Reize zu einer Konzentrationsverminderung führen; denn je schneller die Flüssigkeit die Drüse durcheilt, desto weniger spezifische Bestandteile kann sie in dem gleichen Volumen gelöst davonführen.

Zum Beweise ein paar Zahlen, die der Arbeit des Dr. Ketscher entnommen sind:

Verdauungsvermögen des Saftes.

Die Stücke Fleisch werden selten gegeben:	Die Stücke Fleisch werden kontinuierlich gegeben:
$6^1/_4$ mm	$8^1/_2$ mm
$4^1/_2$ „	7 „
$4^3/_4$ „	8 „
$5^1/_2$ „	$7^1/_4$ „

5*

In allen diesen Fällen sind die Saftmengen bei seltener Verabreichung der Fleischstücke viel geringer, als bei der kontinuierlichen Fütterung. Aus diesen Daten folgt erstens, dass in den Nn. vagi speziell sekretorische, und nicht vasomotorische Fasern für den Magen verlaufen, und zweitens, dass man diese Fasern ebenso in sekretorische (sensu strictiore) und trophische trennen muss, wie es von Heidenhain für die Nerven der Speicheldrüsen gethan ist, denn die Absonderung des Wassers und die Bereitung der festen Bestandteile erfolgen offenbar unabhängig voneinander. Eine Menge Beweise hierfür haben wir schon in der zweiten Vorlesung kennen gelernt, wo oft gleiche stündliche Saftmengen je nach den Arbeitsbedingungen der Drüse mit vollkommen verschiedenem Fermentgehalt sezerniert wurden.

Trotzdem die Durchschneidungsversuche beredt genug für die Existenz sekretorischer Nerven des Magens sprechen, ist es aus vielen Gründen wünschenswert, auch die Reizmethode in Anwendung zu ziehen. Denn nur die künstliche Reizung eines Nerven giebt uns die Möglichkeit, die Wirkung dieses Nerven und den Vorgang, den er auslöst, in ihren Einzelheiten genau zu studieren. Im gegebenen Falle stellen sich dem Experimente grosse Schwierigkeiten entgegen; darin findet das Missgeschick vieler Autoren, die früher über diesen Gegenstand gearbeitet haben, seine Erklärung. Wir haben das Experiment ausgeführt, indem wir wieder zu einer eigenartigen Versuchsordnung griffen. Wir gingen von dem gerechten Zweifel aus, ob die gewöhnliche Form des sogenannten „akuten" vivisektorischen Experimentes, das ex tempore an dem frischen, nicht weiter vorbereiteten, Tiere vorgenommen wird, auf Erhaltung normaler Verhältnisse im Organismus Anspruch machen kann; bei einem solchen Experimente werden sicher viele physiologische Erscheinungen entstellt, oder gar gänzlich maskiert. In unserem Falle waren diese Zweifel um so mehr angebracht, als in der Wissenschaft schon unstreitige Beweise einer hemmenden Wirkung sensibler oder überhaupt reflektorischer Reize auf die Thätigkeit der wichtigsten Verdauungsdrüsen bekannt waren. Bernstein[1]) hat in Ludwigs Laboratorium

---

[1]) Berichte der sächs. Gesellschaft der Wissenschaften 1869.

und später habe ich mit Prof. Afanassjew[1]) gezeigt, dass sensible Reize unstreitig und oft auf lange Zeit die Arbeit der Bauchspeicheldrüse hemmen. Dr. Netschajew[2]) hat gesehen, dass eine zwei bis drei Minuten dauernde Erregung des N. ischiadicus die Magenverdauung für viele Stunden zum Stillstande bringen kann. Daraus entsprang die natürliche Forderung, den Nerven, der zum Magen geht, so zu erregen, dass dem Versuchsreize keine beträchtlichen sensiblen oder sonst reflektorischen Reize vorausgingen, oder ihn gar begleiteten.

Dieses haben wir mit Frau Schumow-Simanowski an Hunden erreicht, die ähnlich vorbereitet waren, wie der heute vor Ihnen demonstrierte. Unsere Tiere waren vorher gastro- und ösophagotomiert worden, der rechte Vagus war bei ihnen unterhalb des Abganges des N. laryngeus inf. und der Herzfasern, der linke Vagus am Halse durchschnitten worden. Ein mehr oder weniger langes Stück des peripheren Endes des letzteren Nerven hatten wir frei präpariert, auf eine Ligatur genommen und vorläufig unter der Haut verwahrt. Nach 3 bis 4 Tagen wurden die Hautnähte vorsichtig entfernt, die Wunde mühelos geöffnet, und der Nerv lag frei vor uns. So vermieden wir es, dem Tiere vor der Nervenreizung erhebliche Schmerzen zuzufügen. Durch diese Vorbereitungen haben wir erreicht, dass wir bei den nun folgenden Reizungen des Nerven durch seltene, in Intervallen von 1 bis 2 Sekunden erfolgende Induktionsschläge (sogenannte rhythmische Reizung), ohne Ausnahme jedesmal aus dem leeren Magen Saft erhalten konnten. Jetzt, wo wir den Gegenstand in voller Gewalt hatten, konnte man versuchen, dasselbe auch im akuten Experiment zu erreichen, d. h. an einem Tiere, das ex tempore, natürlich unter gewissen Vorsichtsmassregeln, hergerichtet war. Dr. Uschakoff durchschnitt in seinen ersten Versuchen nach einer behende, aber vorsichtig, ausgeführten Tracheotomie mit möglichster Geschwindigkeit (in ein paar Sekunden) das Rückenmark

---

[1]) Pflügers Archiv, Bd. XVI.
[2]) Über hemmende Einflüsse auf die Absonderung des Magensaftes. Inaug.-Diss. St. Petersburg 1882.

unter dem verlängerten Marke, um bei seinen weiteren operativen Eingriffen keine reflektorischen Einflüsse auf die Magendrüsen fürchten zu müssen. Sodann wurden die Nn. vagi aufgesucht und durchschnitten, in den Magen ein gewöhnliches Fistelrohr einge-geführt, der Pylorus und am Halse die Speiseröhre ligiert. So-dann wurde das Tier stehend in einem Gestell aufgehängt. In seinen späteren Versuchen wandte Dr. Uschakoff eine kurz dauernde (10 bis 15 Min. lange) Chloroformnarkose an, während welcher alle beschriebenen Operationen in grosser Eile vollführt wurden. Eigens angestellte Versuche an gastro- und ösophago-tomierten Hunden hatten gezeigt, dass eine Chloroformnarkose von so kurzer Dauer keine irgend bedeutende Lähmung der Drüsen und ihrer Nerven nach sich zieht; 15 bis 20 Minuten nach der Narkose waren die Tiere schon munter, frassen mit Gier die ihnen vorgesetzte Nahrung, und aus dem leeren Magen begann nach der gewöhnlichen 5 Minuten langen Pause verdauungskräftiger Magensaft in durchaus normaler Menge herauszufliessen. An dem so ex tempore vorbereiteten Tiere schritten wir zur Reizung der Nerven und konnten, wie erwartet, einen unzweifelhaften und ergiebigen Erfolg der Reizung sehen; dieses trat jedoch nur in der Hälfte aller Versuche ein. In den späteren Versuchen, die unter Narkose vollzogen wurden, konnten wir viel öfter ein positives Resultat beobachten. In allen erfolgreichen Fällen zeigte sich die Wirkung des Reizes nicht sogleich, sondern erst nach einer Vorperiode, während der die Reizung erfolglos blieb; diese Periode dauerte 15 Minuten bis zu einer Stunde und mehr. Wenn endlich der Nerv anfing zu wirken, so schwand nach dem Aufhören des Reizes der sekretorische Effekt nur allmählich, um bei einer Wie-derholung des Reizes nunmehr bald, nach ein paar Minuten, wiederzukehren. Wenn wir die Tiere mit einem sekretionshem-menden Gifte — Atropin — vergifteten, so büssten die Nerven ihre Wirksamkeit ein. Das Bestehen einer so lange andauernden Periode, wo die Erregung des Nerven keinen Erfolg giebt, erklärt sich zunächst dadurch, dass das Operationstrauma die Erregbar-keit der Drüsen herabsetzt; es kann aber auch anders und zwar treffender gedeutet werden. Wir haben bereits bemerkt, dass die

Scheinfütterung schon sehr bald nach der Narkose eine voll-
kommen normale Saftabsonderung giebt. Und doch bleibt in den
Versuchen mit Narkose die Latenzzeit ebenso lang, wie ohne
Narkose. Es wäre deshalb kaum begründet anzunehmen, dass
die Operation trotz Narkose und Markdurchschneidung eine bedeutende reflektorische Hemmwirkung auf die Magendrüsen ausübt.
Deshalb müssen wir zugeben, dass bei der künstlichen Reizung
der Vagi sowohl erregende, als auch hemmende Impulse den
Drüsen übermittelt werden. Den einfachsten Ausdruck würde diese
Annahme in einer Hypothese finden, die das Vorhandensein von
sekretionshemmenden Nerven voraussetzt, welche den sekretorischen
antagonistisch entgegenwirken, ähnlich wie wir Antagonisten in
der Innervation des Herzens, der Gefässe und anderer Organe
kennen. Wir werden diese Hypothese bei der Pankreasdrüse
näher diskutieren, denn hier verfügen wir bereits über ein dies-
bezügliches faktisches Material und sogar in neuester Zeit über
direkte Beweise.

Somit geben uns beide Versuchsformen, die chronische und
die akute, das volle Recht, in dem Vagus den sekretorischen
Nerv der Magendrüsen zu erblicken. Jedoch wiederholen wir
noch einmal, dass man daraus nicht folgern darf, die Integrität
des Vagus sei die einzige Bedingung der sekretorischen Arbeit
des Magens. Viele Autoren vor uns und auch wir haben uns
davon überzeugt, dass der Magen sein spezifisches Sekret auch ohne
Vagi zu bereiten vermag; freilich weicht hierbei die sekretorische
Arbeit des Magens sowohl hinsichtlich des Beginns der Sekretion,
als auch hinsichtlich des gelieferten Produktes nicht unerheblich
von der Norm ab. Ob nun diese Sekretion bei durchschnittenen
Vagi nervösen (durch die Nn. sympathici) oder anderen Ursprungs ist, kann man vorläufig noch nicht entscheiden. Übrigens
hat Prof. Sanozki an einem Hunde mit der Heidenhain'schen
Magenresektion, also bei durchschnittenen Vagusfasern, die
sekretionshemmende Wirkung des Atropins ganz überzeugend darthun können; das Atropin ist aber ein spezieller Paralysator des
sekretorischen Nervensystems. Wir dürfen hoffen, dass weitere
Untersuchungen des sympathischen Nervensystems jetzt, wo wir

die Beziehungen des Vagus zu den Magendrüsen kennen, bald die Frage endgiltig klären werden.

Wir können nicht umhin, hier unser Bedauern darüber aus zusprechen, dass sich die Physiologen an die Meinung gewöhnt haben, die Magendrüsen seien von nervösen Einflüssen unabhängig, und deshalb fortfahren, die oben angeführten Resultate zu ignorieren, trotzdem sie schon vor 7 Jahren nicht nur in der russischen, sondern auch in der ausländischen Fachlitteratur veröffentlicht wurden. Teils betonen die Autoren die Fortdauer der Magensaftsekretion auch nach der Durchschneidung der Vagi, berücksichtigen aber nicht die besonderen Eigenschaften dieser Absonderung, auf die es hier vor allem ankommt. Wir können auch bei vielen anderen Organen die Nerven durchschneiden, ohne dass die spezielle Thätigkeit dieser Organe dadurch sistiert wird; daraus folgt aber nicht, dass es keine Innervation dieser Organe giebt. — Andere Autoren verbleiben beharrlich bei der traditionellen Anordnung des akuten Tierversuchs und treffen keine Vorkehrungen gegen eine reflektorische Hemmung. Nur einige Forscher (Axenfeld, Contejean, Schneyer) haben an Hunden und anderen Tieren (Vögeln und Fröschen) mehr oder minder positive Resultate erhalten. Wir dürfen zuversichtlich glauben, dass eine jede Nachprüfung unserer Versuche, falls sie nur die von uns angegebenen Bedingungen berücksichtigt, in der Hand eines jeden Forschers das nämliche Resultat ergeben und keinen Zweifel mehr an der Existenz einer sekretorischen Innervation der Magendrüsen lassen wird.

Dieselben Schwierigkeiten, mit denen man bei der Untersuchung der Innervation der Magendrüsen zu kämpfen hatte, machten sich auch bei der Bauchspeicheldrüse geltend. Zur Charakteristik dieser Schwierigkeiten führe ich aus der klassischen Arbeit Heidenhains über die Pankreasdrüse folgende vielsagende Stelle an: „Wohl jeder Beobachter, welcher sich mit der Funktion des Pankreas längere Zeit beschäftigt hat, wird mit misszufriedener Empfindung von diesem Arbeitsgebiete scheiden, weil er aus der Zahl seiner Versuche eine überaus grosse Ziffer vergeblicher Experimente auszuscheiden hat. Denn selbst die grösste

Vorsicht und vielfache Übung in der Anlegung von Pankreas-
fisteln besiegt nicht die unberechenbare Empfindlichkeit des Organes,
welches nur zu oft nach Vollendung der Operation seine Funktion
für längere Zeit einstellt und auch bei der Einführung wirksamster
Sekretionsbedingungen nicht wieder aufnimmt.   So haftet der
Beobachtung hier immer eine gewisse Unsicherheit an, die selbst
eine ausserordentliche Vervielfältigung der Einzelversuche nicht
ganz zu beseitigen im Stande ist.   Ich muss wenigstens offen
bekennen, dass ich noch nie eine Versuchsreihe unternommen
habe, die reicher an Hundeopfern und ärmer an diesen entsprechenden Ergebnissen gewesen wäre."[1]

Gegenwärtig jedoch ist die Erforschung der nervösen Beziehungen unserer Drüse weit gediehen.   Wir haben schon erwähnt, dass
zuerst Bernstein im Laboratorium Ludwigs, dann ich mit Prof.
Afanassjew gezeigt haben, dass sensible Reize einen hemmenden Einfluss auf die Bauchspeicheldrüse ausüben; sodann gelang es Heidenhain und dessen Schüler Landau[2] durch Reizung
des verlängerten Marks in einigen Versuchen unter vielen resul-
tatlosen eine unzweifelhafte excitierende Wirkung auf die Drüse
zu erhalten.   Im ganzen blieb jedoch die Innervationsfrage
der Bauchspeicheldrüse noch sehr dunkel.   Weshalb konnte
Heidenhain nur in Ausnahmefällen eine Wirkung erhalten?
Durch welche Nerven wird der Reiz vom Centralnervensystem
zu der Drüse geleitet?   Worauf beruht der hemmende Einfluss
sensibler Reize?   Auf all dieses gab es noch keine Antwort.
Angefangen vom Jahre 1887 ist es mir und meinen Mitarbeitern
geglückt, alle diese Fragen mehr oder minder befriedigend zu lösen.

Es stellte sich heraus, dass der Vagus der sekretorische
Nerv der Bauchspeicheldrüse sei.   Dies Resultat erhielten wir
dank der Anwendung einer besonderen Versuchsordnung.   Den
Versuch, durch welchen wir uns zuerst von der Wirksamkeit
dieser Nerven überzeugten, werde ich Ihnen sogleich demonstrieren.   Dieser Hund trägt eine permanente Pankreasfistel, die so,

[1] Pflügers Archiv, Bd. X, 1875, S. 599.
[2] Zur Physiologie d. Bauchspeichelabsonderung. Breslau 1873. Dissert.

wie ich es in der ersten Vorlesung beschrieben habe, angelegt
ist. Der Hund hat sich nach der Operation vollkommen erholt,
und alles ist verheilt. Vor 4 Tagen ist ihm der eine Halsvagus
durchschnitten worden; das periphere Ende des Nerven ist frei-
präpariert, auf eine Ligatur genommen und unter der Haut verwahrt worden. Ich nehme jetzt vorsichtig die Hautnähte ab und
ziehe behutsam, ohne dem Tiere merkliches Unbehagen zu verursachen, die Ligatur mit dem Nerven hervor. Ich bitte zu beachten, dass aus dem metallenen Trichter, der mit seiner breiten
Öffnung die Stelle der Bauchwand umfasst, wo sich die Mündung
des Pankreasganges befindet, kein Tropfen Saft herausfliesst. Ich
beginne jetzt den Nerv mit dem Induktionsstrom zu reizen. Wie
sie sehen, bleibt mein Hund ganz ruhig in seinem Gestell stehen,
ohne auch nur den leisesten Schmerz zu äussern. Es vergehen
2 ganze Minuten ohne den geringsten Effekt der Reizung (dieses
bitte ich besonders im Gedächtnis zu behalten); erst in der dritten
Minute zeigt sich der erste Tropfen Saft und wird von den nächsten
immer rascher und rascher gefolgt. Nach 3 Minuten unterbreche
ich die Reizung, der Saftfluss dauert spontan fort und steht erst
4 bis 5 Minuten nach Aufhören des Reizes still. Ich appli-
ziere den Reiz noch einmal und erhalte dasselbe Resultat. Dieses
ist immer und an allen Hunden der Fall. Wir müssen hinzu-
setzen, dass man natürlich auch schon früher den Vagus in derselben Absicht gereizt hat, wie wir; und doch hat man nicht gesehen, was wir jetzt mit Leichtigkeit sogar öffentlich demonstrieren.
Der Grund unseres Erfolges liegt in den Besonderheiten der Versuchsordnung. Solcher Besonderheiten sind zwei: das Tier wird
während des Versuchs keinen schmerzhaften Empfindungen ausgesetzt und auch nicht vergiftet, wie es sonst wohl üblich ist;
andererseits sind dank der zeitig ausgeführten (4 Tage vor dem
Versuch) Durchschneidung des Halsvagus alle Cirkulationsstörungen
ausgeschlossen, die sonst bei der Erregung dieses Nerven erfolgen
würden. Am vierten Tage nach der Durchschneidung haben nämlich die Herzhemmungsfasern schon so viel von ihrer Erregbarkeit
eingebüsst, dass sich selbst die stärkste Reizung des Nerven kaum
durch eine unbedeutende und momentane Verlangsamung der

Schlagfolge des Herzens kundgiebt. Um diesen Umstand zu begreifen, muss man sich daran erinnern, dass die Erregbarkeit
der verschiedenen Nervenfasern verschieden schnell nach der
Durchschneidung verloren geht; so haben in unserem Falle die
Herzhemmungsfasern ihre Reizbarkeit früher verloren, als die
sekretorischen für die Bauchspeicheldrüse. Somit hat in unserem
Versuch die Drüse weder durch die Operation, noch durch die
die Reizung begleitenden Umstände gelitten.

Man kann jedoch auch im akuten Experiment ein positives
Resultat der Vagusreizung erhalten, wenn der Versuch nur nach
einem entsprechenden Plan ausgeführt wird. Man verfährt wie
folgt. Dem normalen Tier macht man möglichst rasch und
schonend die Tracheotomie, sodann wird in ein paar Sekunden
das verlängerte Mark vom Halsmark getrennt, und die künstliche
Atmung eingeleitet. Jetzt kann man in Ruhe weiter operieren.
Es wird die Brusthöhle geöffnet, um die Vagi unterhalb des Herzens
aufzusuchen, und sodann bei geöffneter Bauchhöhle eine Kanüle
in den Pankreasgang eingebunden. Unter solchen Umständen kann
man in jedem Versuch eine sekretorische Wirkung des Vagus
auf die Bauchspeicheldrüse erhalten, obgleich man im Beginn
des Versuchs den Nerv mehrmals erfolglos reizen muss. Der
Zweck des angegebenen Verfahrens ist ohne weiteres klar. Durch
die Durchschneidung des Rückenmarks wird die schädliche reflektorische Hemmungswirkung der nachfolgenden lange dauernden
Operation verhindert; durch die Erregung des Vagus in der
Brusthöhle wird eine Beeinflussung der Schlagfolge des Herzens
vermieden. Weitere Untersuchungen in dieser Versuchsform
machten uns auf zwei Bedingungen aufmerksam, unter denen die
sekretorische Energie der Bauchspeicheldrüse durch nervösen
Einfluss gehemmt werden kann. In unseren Versuchen, wie auch
in denen früherer Autoren, erwies sich die Pankreasdrüse als
ausserordentlich empfindlich gegen Cirkulationsstörungen. Es genügt ihre Vasokonstriktoren nur kurze Zeit (2 bis 3 Minuten) zu
reizen, oder die Aorta ebenso lange zu komprimieren, damit die
Drüse auf längere Zeit aufhört, auf die früher wirksame Vagusreizung zu reagieren. Diese Versuche machen es sehr begreiflich,

weshalb bei dem gewöhnlichen Operationsverfahren, das von den stärksten sensiblen Reizen und folglich auch von Gefässkontraktionen begleitet ist, sogar die Drüse eines mitten in der Verdauung begriffenen Tieres oft nicht einen einzigen Tropfen Saft sezerniert. Eine grössere Bedeutung muss man einem anderen Umstande beimessen, der unsere Aufmerksamkeit bei den Versuchen auf sich zog. In dem eben demonstrierten Versuche ruft ebenso wie in akuten Experimenten die Reizung des Vagus die Absonderung des Saftes nicht momentan hervor, sondern es vergeht immer ein gewisser Zeitraum (von 15 Sekunden bis zu einigen Minuten) zwischen der Applikation des Reizes und dem Eintritt der sekretorischen Wirkung; in sehr vielen Fällen fängt der Saft erst dann an zu fliessen, wenn der Reiz schon aufgehört hat. Endlich kann man oft folgende Erscheinung beobachten (Mett). Angenommen, Sie reizen den rechten Vagus schon längere Zeit und haben dadurch eine gleichmässige Absonderung des Saftes bewirkt. Man braucht jetzt nur, ohne die Reizung zu unterbrechen, den anderen Vagus gleichfalls zu erregen, um sogleich die Sekretion auf eine bestimmte, oft recht beträchtliche, Zeit zum Stillstand zu bringen. Alle diese Erscheinungen haben zur Annahme geführt, dass durch den Vagus nicht nur stimulierende Einflüsse auf das Pankreas, sondern auch hemmende Momente ausgelöst werden. Hinsichtlich der letzteren konnte man verschiedene Voraussetzungen machen; sie konnten ihren Ursprung in den Vasokonstriktoren der Pankreasdrüse, in motorischen Nerven der Ausführungsgänge, oder endlich in den eigentlichen sekretionshemmenden Nerven, Antagonisten der sekretorischen, besitzen. Wenn es für viele Organe zweifellos bewiesen ist, dass sich die Nerven, die sie regieren, antagonistisch in zwei Gruppen teilen, warum sollte nicht dasselbe auch für die Drüsen zu Recht bestehen? Vielleicht ist sogar ein solcher Antagonismus als allgemeines Innervationsprinzip aufzufassen. In der physiologischen Litteratur der letzten Jahre kann man hier und da Hinweise auf eine sekretionshemmende Innervation der Drüsen finden. Mir scheint jedoch, dass die Frage ihrer Existenz gerade bei dem Studium der Innervation des Magens und der Bauchspeicheldrüse endgiltig entschieden werden wird, denn hier sind

die Hemmungserscheinungen am deutlichsten ausgeprägt. Vordem
ich diese Frage genauer bespreche, will ich einige Versuche anführen, die den Einfluss des sympathischen Nervensystems auf
die Absonderung des Pankreassafts betreffen; sie werden uns
ihrerseits Material liefern, um die oben angeregte Frage zu diskutieren. Das Folgende sind Ergebnisse der Arbeit von Prof. Kudrewezki. Wenn man in dem von uns beschriebenen akuten Experiment den N. sympathicus durch den Induktionsstrom reizt, so
sieht man blos in dem ersten Augenblick der Reizung ein leises,
stossweises Vorrücken des Saftes; später jedoch, während der Reizung und nach derselben, sistiert die Sekretion völlig. Wenn man
aber eine mechanische Reizung (eine Reihe von Schlägen durch
das Tetanomotor Heidenhains) statt der elektrischen anwendet,
so beobachtet man ein anderes Resultat: einige Zeit nach Beginn
der Reizung stellt sich eine ziemlich starke Sekretion ein. Man
kann dasselbe auch durch elektrische Reizung erreichen, nur muss
man dann nicht den frischen, sondern den vor 4 bis 5 Tagen durchschnittenen, also partiell degenerierten, Nerv erregen. Die Bedeutung
dieser Thatsachen ist leicht zu verstehen, wenn man sich einige
Daten aus der Physiologie der Gefässnerven vergegenwärtigt.
Wir wissen, dass diese Nerven gegen mechanische Reize wenig
empfindlich sind und nach der Durchschneidung ihre Erregbarkeit
früher verlieren, als viele andere. Also können wir mit Recht
annehmen, 1) dass im sympathischen Nerv sowohl gefässverengende, als auch sekretorische Fasern der Bauchspeicheldrüse verlaufen, 2) dass bei der gewöhnlichen elektrischen Reizung die
gefässverengenden Nerven die Wirkung der sekretorischen vollkommen maskieren, und 3) dass nur unter besonderen Bedingungen
(bei der mechanischen Reizung und bei der elektrischen Reizung
eines früher durchschnittenen Nerven), welche die Mitwirkung der
gefässverengenden Nerven eliminieren, die sekretorischen Nerven
ihre Wirkung entfalten können.

Am sympathischen Nerv haben wir in anschaulicher Weise
die wechselseitigen Beziehungen der vasomotorischen und sekretorischen Nerven der Bauchspeicheldrüse kennen gelernt. Das
Bild der Vaguswirkung auf unsere Drüse erlitt jedoch keine Ver-

änderung, als wir die oben besprochenen besonderen Reizverfahren
anwandten: die sekretionshemmende Wirkung blieb in vollem
Umfange bestehen. Das giebt uns guten Grund zu glauben, dass
die hemmende Wirkung des Vagus nicht auf einer Kontraktion
der Gefässe beruht. In letzter Zeit hat die uns beschäftigende
Frage durch Dr. Popielski eine wesentliche Förderung erfahren.
Er hat vor allem eine Versuchsordnung ausgearbeitet, bei der
die hemmende Wirkung des Vagus auf die Bauchspeicheldrüse
konstant und in frappanter Weise hervortritt. Beim beschriebenen
akuten Experimente wird in das Duodenum eine Lösung von
Salzsäure eingegossen; dadurch wird eine lange andauernde und
ergiebige Sekretion von Pankreassaft herbeigeführt. Wenn man
jetzt den Vagus stark reizt, so erhält man jedesmal ausnahmslos
eine Verlangsamung, oft einen vollkommenen Stillstand der Sekretion. Die Reizung des Sympathicus hingegen verlangsamt blos die
Sekretion, und auch dies erst nach Ablauf einiger Zeit. Eine
Kompression der Aorta bringt die Sekretion erst nach zwei bis drei
Minuten zum Stillstand. Dazu kommt noch, dass nach den letzten
Versuchen von François-Frank der Vagus die Gefässe der
Bauchspeicheldrüse eher erweitert, denn verengt. Die Möglichkeit
eines Mitspielens der motorischen Nerven der Ausführungsgänge
der Drüse wurde dadurch ausgeschlossen, dass das Tier durch
Physostigmin, einen sehr energischen Erreger der glatten Muskulatur, vergiftet wurde; hierbei stellte sich gar keine Hemmung,
eher sogar eine Verstärkung der Sekretion ein. Endlich gelang
es bei sorgfältiger Präparation der Nerven solche Äste zu finden,
die bei der Erregung eine Sekretion ohne Latenzzeit hervorriefen, beinahe ebenso prompt, wie die Chorda tympani den
Speichel treibt. Aus dem letzteren Faktum müssen wir schliessen,
dass im betreffenden Aste sich die sekretorischen Fasern der Bauchspeicheldrüse anatomisch von den hemmenden getrennt hatten,
und dass die rein sekretorischen Nerven bei künstlicher Reizung
die Thätigkeit des Organs ohne Latenzzeit anregen. Dr. Popielski
konnte endlich auch Äste des Vagus isolieren, die blos hemmten
und niemals eine Sekretion hervorriefen. Wenn solche hemmende
Nerven existieren, so ist natürlich ihre reflektorische Erregung

sowohl unter normalen Verhältnissen, als auch bei Operationen leicht denkbar. Endlich ist die Möglichkeit nicht ausgeschlossen, dass sich die reflektorische Hemmung auch auf die sekretorischen Centren des Pankreas erstreckt.

Aus den angeführten Beobachtungen lassen sich alle Misserfolge und Hindernisse, mit denen die früheren Untersucher der Innervation der Bauchspeicheldrüse gekämpft haben, erklären. Warum erhielt z. B. Heidenhain nur in wenigen Versuchen ein positives Resultat bei der Reizung des verlängerten Markes? Abgesehen von der hemmenden Wirkung der Operation rief er durch die Erregung des Markes eine starke Kontraktion der Gefässe und eine Alteration der Herzthätigkeit hervor; ausserdem reizte er zugleich die Antagonisten der sekretorischen Fasern.

Sie haben natürlich schon bemerkt, wie ähnlich sich die nervösen Beziehungen des Magens und der Bauchspeicheldrüse gestalten; die Innervation des einen ist in jeder Hinsicht eine Kopie der Innervation der anderen. Mithin dürfen wir die Lücken des einen Innervationsschemas nach Analogie des anderen ergänzen. Deshalb können wir z. B. auch nicht daran zweifeln, dass sich sekretorische Fasern für den Magen nicht nur im Vagus, sondern auch im Sympathicus vorfinden.

Zum Schlusse noch ein paar Worte über den Versuch, den die beiden französischen Autoren am Magen des enthaupteten Verbrechers angestellt haben. Wir haben uns mit der grossen Zartheit der Verdauungsdrüsen bekannt gemacht und können daher den Autoren nicht leicht glauben, dass sie einen wahren sekretorischen Effekt des Vagus noch 40 Minuten nach der Entblutung des Organs beobachten konnten.

Ich darf, glaube ich, davon überzeugt sein, dass Ihnen nach allem Gesagten und Gezeigten die sekretorischen Nerven des Magens und des Pankreas ebenso unzweifelhaft und real erscheinen, wie die klassische, allbekannte Chorda tympani der Speicheldrüsen. Es versteht sich von selbst, dass ausser diesen speziellen Nerven zu unseren Drüsen noch vasomotorische Nerven gehören: gefässverengende und gefässerweiternde.

Vierte Vorlesung.

Allgemeines Schema eines Innervationsapparates. — Die Arbeit des Innervationsapparates der Speicheldrüsen. — Der Appetit als erster und mächtigster Erreger der Nerven der Magendrüsen.

INHALT: Teile eines vollständigen Innervationsapparates. — Die Spezifizität der peripheren Endigungen der centripetalen Nerven. — Die Spezifizität der Nervenzellen. — Analogie der Innervation der Speicheldrüsen und der tieferen Verdauungsdrüsen. — Die Erreger des nervösen Apparates der Speicheldrüsen; ihre Spezifizität. — Verschiedenheit der Erreger der verschiedenen Speicheldrüsen. — Besprechung des Scheinfütterungsversuchs. — Mechanische und chemische Reize der Mundhöhle sind auf die Magendrüsen unwirksam. — Der Versuch von Bidder u. Schmidt betreffend die psychische Erregung der Magenabsonderung. — Die Bedingungen des Gelingens dieses Versuchs. — Nur das leidenschaftliche Verlangen nach Speise, der Appetit, bedingt den sekretorischen Effekt beim Scheinfütterungsversuch.

Wie Sie in der letzten Vorlesung ausführlich kennen gelernt, teilweise sogar unmittelbar in Versuchen gesehen haben, beeinflusst das Nervensystem die Arbeit unserer Drüsen auf die verschiedenste Weise. Der N. vagus, der schon ohnehin mit vielen Funktionen belastet ist, hat sich nun noch als unzweifelhafter Erreger der Magendrüsen und des Pankreas erwiesen. Neben ihm haben wir die gleiche Rolle auch dem N. sympathicus einräumen müssen, unzweifelhaft bezüglich der Bauchspeicheldrüse, mit grosser Wahrscheinlichkeit auch bezüglich des Magens. Sodann hatten wir guten Grund, in diesen beiden Nerven je zwei verschiedene Gattungen von Fasern anzunehmen: sekretorische und trophische Fasern, wie es von Heidenhain für die Nerven der Speicheldrüsen bereits gethan worden ist. (In Form einer Hypothese könnte man hier noch weiter gehen und die Heiden-

hain'schen ·trophischen Nerven noch in einzelne Fermentfasern
spalten.) Endlich haben wir gewichtige experimentelle Beweise
für die Existenz besonderer Hemmungsfasern der Drüsen beigebracht, und diese Fasern verlaufen wiederum in dem schier
unerschöpflichen N. vagus.

Wir haben diese Ergebnisse durch Durchschneidung und
künstliche Reizung der Nerven erhalten, die zu unseren Drüsen
verlaufen. Wann aber, wie und wodurch werden alle diese
Nerven beim normalen Verlauf der physiologischen Vorgänge in
Thätigkeit gesetzt?

Um Wiederholungen zu vermeiden und unserer Darstellung
die grösstmögliche Klarheit zu verleihen, dürfte es nützlich sein,
in Gedanken sogleich das Schema der Innervation eines beliebigen
Organs zu entwerfen, um so mehr, da dies Schema selten vollständig ausgeführt und in den Lehrbüchern der Physiologie
gehörig betont wird; deshalb wird es auch von den meisten Ärzten
nicht präzise genug vergegenwärtigt.

Ein vollständiger Innervationsapparat besteht aus der peripheren Endigung des centripetalen Nerven, dem centripetalen
Nerven selbst, der Nervenzelle (ein Komplex miteinander ver-
bundener Nervenzellen wird nervöses Centrum genannt), dem
centrifugalen Nerven und endlich aus dessen peripherer Endigung.
Die Physiologie der Gegenwart sieht es für ausgemacht an,
dass bei dem natürlichen Verlauf der Dinge die Nervenfasern
lediglich als Leitbahnen für den nervösen Prozess dienen, der
seinerseits in den angrenzenden Gliedern der nervösen Kette entsteht; nur die peripheren Endigungen der centripetalen Nerven
und die Nervenzellen selbst vermögen die äusseren Reize[1]) in
den nervösen Prozess umzusetzen; mit anderen Worten, in dem
unversehrten Organismus bilden blos sie die normalen Aufnahme-
instanzen des nervösen Apparats. Ob die peripheren Endigungen

---

[1]) Unter „äusserem Reiz" verstehe ich hier unterschiedslos sowohl ein
Agens der äusseren Natur, als auch jedes Agens, das seinen Sitz innerhalb
des Organismus hat; das Wort „äusserer" bedeutet hier also alles, mit einziger Ausnahme des Nervensystems selbst.

der centrifugalen Nerven ebenfalls als normale Applikationsstellen
äusserer Reize dienen können, bleibt noch fraglich. Wenn mithin irgend ein äusseres Agens in diesem oder jenem Organ die
periphere Endigung des centripetalen Nerven, die Meldestelle
unserer Leitung, erregt, so wird der Reizeffekt durch den centripetalen Nerv wie durch einen Signaldraht zur Centralstelle —
der Nervenzelle — getragen, hier wird er in einen entsprechenden
speziellen Impuls verwandelt und kehrt nun zum Organ längs
des centrifugalen Nerven — des Vollzugsdrahts — zurück.

Die grösste Bedeutung ist dem Umstand beizulegen, dass
die peripheren Endigungen der centripetalen Nerven zum Unterschiede von den Nervenfasern, die allgemein erregbar sind, nur
spezifische Reize aufnehmen, d. h. nur, oder hauptsächlich,
bestimmte Arten von äusseren Reizen in den nervösen Prozess
umzusetzen vermögen. Deshalb ist die Thätigkeit der von ihnen
(den Endapparaten) abhängigen Organe eine zweckmässige; d. h.
sie wird nur von bestimmten Bedingungen ausgelöst und imponiert
uns daher als zielbewusste, vernünftige. Wir wissen schon lange,
dass die peripheren Endigungen der Sinnesnerven mit einer scharf
ausgeprägten Spezifizität begabt sind, ebenso sollten wir auch
nicht an der Spezifizität der Endapparate aller anderen centripetalen Nerven zweifeln. Dieser Gegenstand bildet einen wunden
Punkt der heutigen Physiologie. Trotz unserer Kenntnis der
einzelnen Teile des tierischen Körpers werden wir uns dann erst
das Getriebe dieses komplizierten Mechanismus vorstellen können,
wenn wir die spezifische Erregbarkeit der Endapparate aller
centripetalen Nerven ergründet und alle diejenigen mechanischen,
chemischen und anderweitigen Agentien gefunden haben werden,
die diese oder jene Endapparate in thätigen Zustand versetzen.
Ich betrachte es als eine Periode wissenschaftlicher Unzuläng-
lichkeit, sobald in irgend einem normalen physiologischen Prozess
unterschiedslos die Wirkung der verschiedensten äusseren Agentien
zugegeben wird. So, wie die Arbeit des Verdauungskanals in
den meisten unserer Lehrbücher dargestellt wird, und wie sie
also in dem Vorstellungskreise der Ärzte lebt, trägt sie den
Stempel dieser Periode an sich. Die Vorstellungen der Ärzte

auf diesem Gebiet zu berichtigen war eins der vornehmsten
Ziele meiner Vorlesungen. Ich hoffe Ihnen überzeugend genug
darzuthun, dass der Verdauungskanal keine allgemeine Erregbarkeit besitzt, d. h. nicht durch jedes beliebige Agens, sondern nur
durch spezielle, und zwar an verschiedenen Orten seines Ver-
laufs durch verschiedene, erregt wird. Ebenso wie Menschen
und Tiere sich in der umgebenden Welt nur mit Hilfe der peripheren Endigungen ihrer Sinnesnerven zurechtfinden und sich
ihr fortwährend anpassen können, vermag auch ein jedes Organ,
ja eine jede Zelle des Organs, sich nur deshalb in der Welt des
Organismus zu orientieren, der Thätigkeit ihrer unzähligen Mit-
brüder und den allgemeinen Lebensbedingungen des Ganzen
anzupassen, weil die peripheren Endapparate ihrer centripetalen
Nerven eine spezifische Reizbarkeit besitzen.

Von den Nervenzellen gilt dasselbe, wie von den peripheren
Endigungen der centripetalen Nerven: offenbar sind auch sie mit
einer spezifischen Sensibilität begabt. Abgesehen von den Er-
regungen, die ihnen durch centripetale Nerven übermittelt werden,
antworten sie mit der Entstehung des nervösen Prozesses nur,
oder doch vornehmlich, auf ganz bestimmte, im Organismus vorhandene, Arten mechanischer, chemischer u. s. w. Reize. Dieses
folgt nicht nur aus einer Menge physiologischer Thatsachen, sondern
auch aus verschiedenen Daten der Pharmakologie. Hier lernen
wir, dass dieses oder jenes nervöse Mittel ganz bestimmte
Teile des Nervensystems reizt oder lähmt, oder dieses wenigstens in
den ersten Phasen seiner Wirkung thut. Diese spezifische Erregbarkeit der Nervenzellen liegt ebenso, wie die Spezifizität der
peripheren Endapparate, der zweckmässigen Thätigkeit der Organe
zu Grunde.

Somit besteht unsere nächste Aufgabe darin, die normalen
Erreger der in der letzten Vorlesung besprochenen centrifugalen
Drüsennerven zu bestimmen, oder richtiger gesagt, die Erreger
der Centren dieser Nerven und der peripheren Endigungen der
zum Innervationsapparat der Drüsen gehörenden centripetalen
Nerven. Wir haben also für jede Phase der sekretorischen
Arbeit denjenigen Teil des sekretorischen Nervensystems nach-

6*

zuweisen, welcher in dem gegebenen Moment erregt wird, und dasjenige elementare Agens aufzufinden, durch welches diese Erregung bewirkt wird. Darin würde die genaue Analyse der Reizwirkung bestehen, welche durch Essen und Nahrung auf das Nervensystem unserer Drüsen ausgeübt wird. Dann werden wir auch den intimen Mechanismus der Fakten, die den Inhalt der zweiten Vorlesung bildeten, näher begreifen können. Natürlich ist dies ein ideales Programm, und wir werden ihm nur entsprechen, soweit es die gegenwärtige Entwicklung der Physiologie erlaubt. Es dürfte lehrreich und für die weiteren Schlussfolgerungen vorteilhaft sein, einen kurzen Streifblick auf die Innervation der Speicheldrüsen zu werfen.

Die Speicheldrüsen, die eine schon seit lange untersuchte Innervation besitzen, haben von jeher als Muster für die anderen, tiefer liegenden, Verdauungsdrüsen gedient. Als es galt, sich eine Ansicht über die Thätigkeitsweise der letzteren zu bilden, hat die Medizin ihre Zuflucht zu einer kühnen Analogie genommen und mit Recht an die Innervation der Speicheldrüsen gedacht. Andererseits hat aber gerade das Bestreben der Forscher, die Innervationsversuche, die für die Speicheldrüsen gelten, an den anderen Drüsen genau zu kopieren, dem Erfolge dieser Versuche und der Richtigkeit unserer Vorstellungen über die Innervation der abdominalen Drüsen bedeutenden Abbruch gethan. Mit einem solchen Beispiel haben wir uns schon oben bekannt gemacht. An den Speicheldrüsen vermissen wir deutlich ausgeprägte Merkmale einer nervösen Hemmung, und dieser Umstand hat entschieden die rechtzeitige Entwicklung unserer Kenntnisse über die Innervation der abdominalen Drüsen aufgehalten. Die Autoren hatten den ganz natürlichen Wunsch, einfache und prompte Reizeffekte bei derselben Versuchsordnung zu sehen, die für die Speicheldrüsen genügte, und das Ausbleiben dieser Effekte gab ihnen, wie sie meinten, das Recht, einen äusseren nervösen Einfluss auf die abdominalen Drüsen überhaupt zu leugnen. Jetzt ist der Fehler klar: die abdominalen Drüsen verhalten sich in einigen Stücken anders, als die Speicheldrüsen, und zu ihrer erfolgreichen Untersuchung sind andere Versuchsbedingungen nötig,

als zur Untersuchung der Speicheldrüsen, denn in der Thätigkeit
der abdominalen Drüsen spielen nervöse Hemmungsprozesse eine
grosse Rolle, bei den Speicheldrüsen jedoch fehlen sie fast gänzlich.
Dies ist eine Lehre mehr, dass man niemals mit Analogieschlüssen
Missbrauch treiben soll, sondern, stets eingedenk, dass die Lebensfunktionen aller Organe ungemein kompliziert sind, die Arbeit
selbst nahestehender Organe einer gesonderten und sorgfältigen
Beobachtung zu unterziehen hat. Mir scheint, dass das unbe-
rechtigte Analogisieren der abdominalen und der Speicheldrüsen
noch einen wichtigen Übelstand verschuldet hat. Gerade dieses
Punktes wegen halte ich es für nötig, wenn auch nur kurz, die
Arbeitsbedingungen der Speicheldrüsen zu erläutern, besonders
da Dr. Glinski in unserem Laboratorium einige bezügliche Versuche in bequemer Form angestellt hat. Schon die Erfahrung
des Alltagslebens lehrt uns, dass die Thätigkeit der Speicheldrüsen bereits vor der Einführung der Speise in den Mund beginnt. Bei leerem Magen genügt schon der Anblick der Speise,
ja sogar der Gedanke daran, um die Speicheldrüsen sogleich in
Thätigkeit zu setzen; hierauf bezieht sich die bekannte Redensart,
dass „einem das Wasser im Munde zusammenlaufe." Somit ist
ein psychischer Vorgang, das leidenschaftliche Verlangen nach
Speise, ein unzweifelhafter Erreger des Centrums der Nerven der
Speicheldrüsen. Andererseits lehrt dieselbe alltägliche Erfahrung,
und zahlreiche Tierexperimente stimmen ihr bei, dass eine Menge
von Substanzen, die mit der Schleimhaut der Mundhöhle in Berührung gebracht werden, ebenfalls die Arbeit der Speicheldrüsen
veranlassen können. Man erhält sogar den Eindruck, als ob alles,
was in den Mund gelangt, unbedingt reflektorisch die Speicheldrüsen beeinflusst und sich in seiner Wirksamkeit nur graduell
unterscheidet, je nach der Stärke des Reizes, dessen die eingeführte Substanz fähig ist. Gerade dieser Eindruck hat, wie mir
scheint, den Gedanken zurückgedrängt, dass die peripheren Endapparate der centripetalen Nerven des Verdauungskanals spezifisch
erregbar seien. Hier war das Faktum richtig beobachtet, seine
Deutung jedoch irrtümlich. Die grosse Mannigfaltigkeit der Erreger der Speichelsekretion steht ohne Zweifel mit der kompli-

zierten physiologischen Bestimmung des Speichels in Zusammenhang. Der Speichel ist die erste Flüssigkeit, die mit allem zu-
sammentrifft, was in den Verdauungskanal gelangt; er muss deshalb die aufgenommenen Substanzen gewissermassen gastlich
empfangen: das Trockene benetzen, das Lösliche lösen, grosse
und harte Massen mit Schleim umhüllen, damit sie mit Bequemlichkeit die enge Speiseröhre zum Magen herabgleiten, einige
Sorten der Nahrungsmittel — die stärkehaltigen — einer chemischen Bearbeitung unterwerfen. Doch hiermit ist seine Aufgabe
noch keineswegs erschöpft. Der Speichel wird in der ersten
Abteilung des Verdauungskanals, gleichsam in der Probierstube
des Organismus, abgesondert. Vieles von dem, was in den Mund
gelangt, mag sich bei dieser Prüfung als untauglich, ja als schädlich herausstellen und muss nun entweder dieser Schädlichkeit
beraubt, oder gänzlich entfernt werden. Im ersten Falle wird
der Speichel sezerniert, um irgendwie das Nocens zu vernichten, so kann z. B. eine starke Säure direkt bis zu einem
gewissen Grade neutralisiert werden, irgend was anderes Ätzendes
kann einfach durch Verdünnung mit Speichel, durch Konzentrationsverminderung in seiner Schädlichkeit geschwächt werden. In
dem zweiten Falle, wenn die schädlichen Substanzen gänzlich
entfernt werden sollen, spielt der Speichel natürlich die Rolle
einer Spülflüssigkeit, denn sonst könnte ja der der Mundschleimhaut anhaftende Körper über kurz oder lang in das Blut gelangen
und hier seine schädliche Wirkung entfalten. Die letzterwähnte
Aufgabe des Speichels wird in der Physiologie beinahe gar nicht
beachtet, und doch ist es klar, dass der Speichel als Spülflüssigkeit
eine sehr weite Bedeutung hat. Denken Sie nur daran, wie oft
wir in die Lage kommen ausspeien zu müssen, d. h. den Mund
nach irgend etwas Unangenehmem mit Speichel auszuspülen. Eine
weitere Stütze unserer Ansicht finden wir darin, dass das Gefühl
des Ekels, der Abneigung gegen eine schlechte Speise, beinahe
ebenso stark den Speichel treibt, wie der Anblick eines angenehmen Mahles. In beiden Fällen hat hier die Speichelsekretion
eine präventive Bedeutung, im ersten bereitet sie die Ausspülung
der Mundhöhle, im zweiten die zweckdienliche Bearbeitung der

Speise vor. Denken Sie nur daran, wie oft, wenn etwas Ekelhaftes in den Mund geraten war, der Speichel heftig fliesst, selbst nachdem das ekelhafte Objekt schon längst aus dem Munde entfernt ist und gar keine Spuren mehr auf unserem Geschmacksapparat hinterlassen hat. Und lange Zeit nachher braucht man sich blos daran zu erinnern, um die Speichelsekretion von neuem beginnen zu lassen! Offenbar ist in diesem Falle die psychische Erregung der sekretorischen Speichelnerven der erste Anfang des ganzen Komplexes der zum Brechakt gehörigen Erscheinungen, die ja, wie bekannt, ebenfalls auf psychischem Wege hervorgerufen werden können. Wahrscheinlich ist ferner die erörterte Bedeutung des Speichels der physiologische Grund des Ekelgefühls, das viele Menschen beim Anblick dieses Sekretes befällt.

Somit behaupte ich, dass die in den Mund gelangenden Substanzen blos deshalb eine Speichelabsonderung hervorrufen, weil hier ein bestimmter physiologischer Sinn vorliegt, und nicht deshalb, weil die peripheren Endigungen der centripetalen Mundnerven keine spezifische Erregbarkeit besitzen und durch jedes beliebige Agens gereizt werden können; mit anderen Worten ist hier, bei den peripheren Endigungen der Speichelnerven, die Spezifizität ausserordentlich ausgedehnt und umfassend. Diese Ansicht ist kein Phantasiegebilde, denn sie kann faktisch gestützt werden. Abgesehen vom Zeugnis früherer Autoren, dass die verschiedenen Speicheldrüsen spezielle Erreger besitzen, auf die sie besonders prompt reagieren, können wir aus dem von Glinski gesammelten Materiale unseres Laboratoriums folgende Thatsachen demonstrieren.

Dr. Glinski hat bei Hunden die Mündungen der Speichelgänge mit den ihnen angrenzenden Schleimhautstückchen aus der Mundhöhle nach aussen dislociert und sie mit der Haut verheilen lassen. Bei diesem ersten Hunde ist so der Ausführungsgang der Submaxillardrüse nach aussen verlegt worden. An die den Ausführungsgang umgebende Haut wird mittels des bekannten Mendelejeff'schen Kitts das breite Ende eines konischen Trichters aus wasserdichtem Stoffe angeheftet; an seinem schmalen Ende wird mittels Drahtösen ein kleines Reagensröhrchen zur Auf-

nahme des Speichels befestigt. Ich zeige jetzt dem Hunde ein
Stück Fleisch, und, wie Sie sehen, füllt sich das Röhrchen sogleich
mit Speichel. Ich höre auf, den Hund zu necken, hänge ein neues
Röhrchen ein und gebe dem Tiere ein paar Stücke Fleisch zu
fressen: abermals erfolgt eine starke Speichelsekretion. Ein neues
Röhrchen wird am Trichter befestigt. Ich werfe dem Tiere eine
Prise feinen Sandes in das aufgesperrte Maul: wiederum fliesst
der Speichel. Abermals ein neuer Cylinder. Ich bepinsele die
Mundschleimhaut des Hundes mit einem Federbart, der in Säurelösung getaucht war, und erhalte eine starke Speichelsekretion.
Auf diese Weise kann man eine Menge Substanzen auf die
Schleimhaut applizieren und stets die gleiche Wirkung auf die
Absonderung des Speichels erhalten. Sie sehen hier eine so hoch-
gradige Erregbarkeit des Innervationsapparates der Speicheldrüse,
dass Sie sie füglich für universal und jedes Selektionsvermögens
bar erklären könnten. Doch gehen wir jetzt zum anderen Hunde
über. Bei ihm ist der Ausführungsgang der Parotis abgeleitet.
Der Speichel wird auf dieselbe Weise gesammelt. Wir necken
den Hund mit Fleisch: zu unserem Erstaunen fliesst kein Speichel,
und doch ist der Hund ganz von Interesse für die ihm vorgezeigte
leckere Mahlzeit erfüllt. Jetzt geben wir dem Hunde rohes Fleisch
zu fressen: wiederum so gut wie kein Speichel; nur weil ich näher
stehe, sehe ich ein bis zwei Tropfen die Wandung des Röhrchens
herabrinnen. Ich merke schon, Sie wollen sagen, hier sei etwas
nicht richtig, entweder mit der Methodik, oder mit der Drüse des
Tieres. Doch sehen Sie weiter zu. Ich gebe dem Hunde ganz
fein gepulvertes, getrocknetes Fleisch und erhalte jetzt eine ab-
undante Absonderung. Wenn jemand glaubt, dass der Unterschied dieser Resultate nicht durch die Verschiedenheit der
Drüsen, sondern durch die Verschiedenheit der Hunde bedingt
sei, so will ich ihm entgegnen, dass Dr. Glinski einen Hund
mit einer doppelten, Parotis- und Submaxillarisfistel, besessen hat,
und an einem Hunde dasselbe Verhalten der Drüsen beobachten
konnte, welches wir soeben an verschiedenen Individuen gesehen haben. Ein analoges Experiment hat Dr. Glinski mit
dem gleichen Erfolg auch mit Brotfütterung gemacht: der Genuss

von frischem, feuchtem Brot rief keine nennenswerte Speichelabsonderung hervor, trockenes Brot jedoch trieb ihn in starkem Masse. Das Resultat dieser Versuche ermächtigt zu ungemein lehrreichen Folgerungen. Erstens: die verschiedenen Speicheldrüsen unterscheiden sich in der That sehr scharf in ihren Arbeitsbedingungen, d. h. hinsichtlich der Agentien, welche ihr Nervensystem erregen. Zweitens zeigt bei der Wahl des adäquaten Reizes der Innervationsapparat der Parotis ein grosses selektives Vermögen. Der mechanische Effekt grosser Fleischstücke ist natürlich viel bedeutender, als der Effekt feinster Pulverteilchen, und doch hat die Drüse gerade auf letztere reagiert. Also wurde die Reizwirkung nicht durch mechanische Eigenschaften, sondern durch etwas anderes verursacht. Dieses andere ist offenbar die Trockenheit der Speise. Dies Beispiel zeigt, wie die Zweckmässigkeit zustande kommt, die der Arbeit unserer Organe eigen ist; und wie verkehrt die Meinung ist, der mechanische Reiz sei allmächtig. Schon früher haben Autoren darauf hingewiesen, dass trockene Substanzen eine besonders starke Speichelsekretion veranlassen, und doch hat die landläufige Meinung, die in Lehrbüchern ihren Ausdruck findet, vorgezogen, eine universelle Reizbarkeit anzuerkennen, statt einer spezifischen. Dr. Wulfson, der gegenwärtig in unserem Laboratorium die Untersuchung der Speicheldrüsen fortsetzt, hat die angeführten Versuche von Glinski durch eine sehr interessante Beobachtung ergänzt: die Parotisdrüse, die kaum oder gar nicht erregt wird, wenn man das Tier mit frischem Fleisch neckt, reagiert beim Vorzeigen trockener Nahrung (Brot- oder Fleischpulver) mit einer sehr ergiebigen Sekretion. Diese Erscheinung wirkt um so überraschender, als die Fresslust des Tieres durch Fleisch viel heftiger angefacht wird, denn durch trockenes Brot. Ich bin ganz überzeugt, dass ein genaues Studium der Erreger der drei Speicheldrüsen eine Menge neuer Daten zu unserer Frage liefern wird.

Das zweite Reaktiv, das im Verdauungskanal auf das Rohmaterial ergossen wird, ist der Magensaft. Wie wird beim normalen Verlauf der Dinge die Arbeit der Magendrüsen angeregt, die diesen Saft bereiten? Mit dem ersten und offenbar

bedeutenden Faktum, das hierauf Bezug hat, sind Sie schon bekannt und haben es bereits gesehen. Ich meine das Auftreten
von Magensaft bei leerem Magen, blos infolge des Aktes der
Speiseaufnahme selbst, bei der sogenannten Scheinfütterung eines
ösophagotomierten Hundes, bei welchem die aufgefressene Nahrung
zum oberen Ende der Speiseröhre wieder herausfällt. Wenn man
die absolute Beständigkeit dieses Faktums und seine Intensität
in Betracht zieht, die sich in der Sekretion einer grossen Menge Saft
und in einer hohen verdauenden Kraft kundgiebt, so muss man
den Erreger, der diese Sekretion zustande bringt, wahrlich als
einen der bedeutendsten und wirksamsten Faktoren der Magenverdauung anerkennen. Worin besteht er aber? Auf den ersten
Anblick erscheint es, und als ich Sie mit dem Faktum bekannt
machte, befürwortete ich offenbar diese Meinung, dass hier ein
einfacher Reflex von der Mundhöhle auf die sekretorischen Magennerven vorliege, ähnlich wie z. B. die Parotisdrüse durch feines
Fleischpulver reflektorisch von der Mundhöhle aus erregt wird.
Jetzt jedoch behaupte ich ganz kategorisch, dass dies nicht der
Fall ist. Wir haben allerdings in der Thätigkeit der Speicheldrüsen ein Analogon unserer Erscheinung zu verzeichnen, jedoch
nicht dasjenige, wovon wir soeben gesprochen haben. Wir können an
der Mundhöhle alle nur denkbaren Reize abversuchen, die bei
dem Fressakt ins Spiel treten könnten, und doch werden wir
auch nicht die leiseste Andeutung einer sekretorischen Thätigkeit
des Magens erhalten. Bei diesem Hunde mit einer Magenfistel
und mit am Halse durchschnittener Speiseröhre werde ich
versuchen, die Mundschleimhaut mit dem wirksamsten chemischen
Agens — mit Säurelösung zu reizen.

Die Speichelabsonderung beginnt, wie Sie sehen, sofort; also
ist die Säure wirksam. Aus dem Magen jedoch erfolgt trotz
fortgesetzten Reizes keine Absonderung, obgleich die Säure mit
dem Speichel verschluckt wird und zum oberen Ende der Speiseröhre herausfliesst, also genau denselben Weg geht, wie die Speise
bei der Scheinfütterung.

Wir können auf dieselbe Art und Weise eine Menge anderer
Substanzen, salzige, bittere, lokal stark reizende, wie Pfeffer,

Senf u. s. w. abversuchen, und werden stets denselben Effekt
sehen: eine reichliche Speichelabsonderung bei vollkommener Ruhe
der Magendrüsen. Wir können endlich in derselben Absicht die
löslichen Bestandteile des Fleisches in Form eines Dekokts anwenden, und werden ebenfalls, in den meisten Fällen wenigstens,
keine Anzeichen einer Arbeit der Magendrüsen hervorrufen können.
    Mit dem chemischen Reize können wir einen mechanischen
verbinden; wir können z. B. einen Schwamm mit der zu prüfenden
Lösung tränken und damit die Mundhöhle auswischen — abermals werden wir ein negatives Resultat erhalten. Wir können endlich dem Hunde solche Schwammstückchen oder selbst glatte
Steinchen von beträchtlicher Grösse zu schlucken geben, indem
wir sie hinter die vorderen Gaumenbögen schieben und zum
oberen Ende der Speiseröhre wieder herausfallen lassen. Man
muss nämlich wissen, dass ein gut abgerichteter Hund alle diese
Prozeduren ohne den geringsten Protest erträgt; Sie sehen, dass alle
Manipulationen mit blossen Händen und ohne instrumentelle Hilfe
vollführt werden. Man kann einen Hund leicht daran gewöhnen,
Steine zu verschlingen, die ihm in den vorderen Teil der Mundhöhle gelegt werden; er macht dann einige Kaubewegungen und
schluckt sie herunter. Der Hund, an dem wir soeben den Säure-
versuch gemacht haben, taugt auch für den Versuch mit dem
Steinfressen. Der Diener legt ihm jetzt Steinchen in den vorderen
Teil der Mundhöhle, der Hund schiebt sie im Munde herum, als
ob er sie kaue und zerbeisse, und schluckt sie dann herunter.
Die Steine fallen, wie Sie sehen, zur Speiseröhre heraus und
schlagen hörbar auf dem Tisch auf. Dieses Spiel mit den Steinen
dauert schon 15 bis 20 Minuten (im Laboratorium haben wir uns
schon oft stundenlang damit beschäftigt), und doch ist kein Tropfen
Magensaft zu sehen. Um zu beweisen, dass der Hund vollkommen
gesund und normal ist, stellen wir jetzt das Steinschlucken ein
und schreiten zu unserem alten Scheinfütterungsversuch. Wie Sie
sehen, zeigt sich genau nach 5 Minuten der erste Tropfen Magensaft, und nach weiteren 5 Minuten haben wir schon mehr als
15 ccm gesammelt. Wir dürfen somit nicht daran zweifeln, dass
Magendrüsen und Nerven bei unserem Hund unversehrt sind und

regelrecht funktionieren. Einmal besassen wir sogar einen Hund, welcher freiwillig die Steine aus unserer Hand nahm und sie herunterschluckte; das kluge Tier hatte sich unsere Absicht aus früheren Versuchen gemerkt und kam ihr zuvor. Doch auch bei ihm erhielten wir dasselbe negative Resultat.

Offenbar vermögen chemische und mechanische Reize der Mundschleimhaut keine reflektorische Erregung der sekretorischen Nerven des Magens auszulösen. Ferner ist es klar, dass die Erregung dieser Nerven bei der Scheinfütterung nicht das Resultat einer Koinnervation, einer mit dem Kau- und Schlingakt associierten Erregung ist, d. h. dass sich die Erregung des Kau- und Schlingcentrums nicht dem sekretorischen Centrum der Magendrüsen mitteilt. Worin besteht denn dasjenige Etwas, das der Scheinfütterung innewohnt, und das wir bei unseren analytischen Versuchen nicht reproduzieren konnten? Es bleibt nur eins übrig: das leidenschaftliche Verlangen nach Speise und das Gefühl der Befriedigung und Wonne bei ihrem Genusse.

Wir wissen schon seit 40 Jahren durch Bidder und Schmidt, dass zuweilen das Necken eines hungrigen Hundes mit Speise, d. h. das Provocieren eines leidenschaftlichen Verlangens nach derselben, genügt, um die Absonderung von Magensaft aus dem leeren Magen zu veranlassen. Wir wollen gleich die Macht dieses physiologischen Momentes kennen lernen. Hier führe ich einen andern Hund vor, ebenfalls mit Magenfistel und am Halse durchschnittener Speiseröhre, bei dem schon seit einer halben Stunde aus dem ausgespülten Magen kein einziger Tropfen Saft herausgeflossen ist. Wir beginnen jetzt vor seinen Augen mit Fleisch und mit Wurst zu hantieren, als ob wir sie ihm geben wollten. Wir legen die Stücke Fleisch von einem Ort auf den andern, zerschneiden sie, führen sie dem Hund an der Nase vorbei u. s. w. Der Hund zeigt, wie Sie sehen, das lebhafteste Interesse für unsere Vorbereitungen, er dehnt und reckt sich, will aus dem Gestell heraus- und auf die Speise zufahren, schlägt die Zähne zusammen, schluckt Speichel u. s. w. Genau 5 Minuten, nachdem wir angefangen haben, den Hund zu necken, erscheint aus der Magenfistel der erste Tropfen Saft; die Sekretion wird immer stärker und erreicht eine beträchtliche Energie; nach Verlauf weniger Minuten zählen wir die ccm Saft schon nach Zehnern. Der Sinn dieses Versuches ist so klar, dass er gar keiner Erläuterung bedarf; das leidenschaftliche Verlangen nach Speise — und dieses allein — hat vor unseren Augen die Magendrüsen in die intensivste Thätigkeit versetzt. Wenn man diese Versuche oft wiederholt, so wird man leicht bemerken, dass je stärker und leidenschaftlicher beim Hunde das Verlangen nach Speise ist, desto unfehlbarer und intensiver der sekretorische Effekt ausfällt; in extremen Fällen deckt er sich sogar quantitativ mit dem Effekte der Scheinfütterung. Hier ein Versuch von Prof. Ssanozki, der diese Frage bearbeitete; darin ist der sekretorische Effekt des blossen Neckens des Tieres (durch den Anblick von Speise) dem der Scheinfütterung gegenübergestellt. Aus dem Magen haben sich blos ein paar alkalische Schleimfäden abgesondert. Jetzt beginnt man, den Hund mit Fleisch zu necken. Nach 6 Minuten beginnt die Sekretion, die folgendermassen verläuft:

Dauer der Absonderung.	Menge des Saftes.
8 Minuten	10 ccm
4 „	10 „
4 „	10 „
10 „	10 „
10 „	10 „
8 „	10 „
8 „	10 „
19 „	10 „
19 „	3 „

Sodann folgt eine Scheinfütterung von 6 Minuten Dauer:

Dauer der Absonderung.	Menge des Saftes.
17 Minuten	10 ccm
9 „	10 „
8 „	10 „

Es ist klar, dass hier das Necken durchaus nicht weniger wirksam gewesen ist, als die Scheinfütterung, sie im Gegenteil sogar übertroffen hat.

Somit ist die Beobachtung von Bidder und Schmidt vollkommen richtig, man kann jedoch nicht sagen, dass sie in der
Physiologie allgemein anerkannt und genügend gewürdigt sei. Es
giebt Autoren, die sich nicht von ihrer Realität überzeugen
konnten, und in vielen Lehrbüchern der Physiologie wird ihrer
nicht einmal Erwähnung gethan. Zur Erklärung wollen wir uns
vergegenwärtigen, wie sich dieses Faktum in der Hand der verschiedenen Beobachter gestalten musste. Nur bei bestimmten Bedingungen kann es beobachtet werden. Erstens muss zum Gelingen des Versuchs das Tier normal sein, sich subjektiv gut
fühlen und eine vollkommen unversehrte Magenschleimhaut besitzen; dieses war jedoch bei vielen Autoren, die ein negatives
Resultat erhielten, ihrer Beschreibung nach nicht der Fall.
Zweitens ist der Erfolg des Versuches, wie schon oben gesagt,
von der Intensität der Fresslust abhängig; diese aber richtet sich
hinwiederum danach, wie reichlich und wie lange vorher der
Hund gefressen hat und womit er geneckt wird, mit einem Gericht,
das sein Interesse erregt, oder ihn kalt lässt. Es ist bekannt,
dass Hunde, ebenso wie die Menschen, sehr verschiedene Ge-
schmacksneigungen haben. Drittens kann man auch unter den
Hunden positive und kaltblütige Individuen finden, die sich
durch keine Schwärmereien, durch nichts, was sich ausserhalb
des Bereiches ihres Maules befindet, aus dem Gleichgewicht bringen
lassen, sondern mit Gemütsruhe abwarten, bis sie die Speise bei
sich im Maule spüren. Folglich sind zum Versuche gierige und
schwärmerisch erregbare Hunde nötig. Viertens endlich — und
dieses Moment ist nicht gering anzuschlagen — hat man mit der
Schlauheit und Empfindlichkeit der Hunde zu rechnen. Oft haben
es die Tiere bald heraus, dass man sie mit der Speise blos foppen
will, sie ärgern sich darüber und wenden sich beleidigt von allem
ab, was vor ihnen geschieht. Deshalb muss man den Neckversuch
so anstellen, als ob man das Tier gar nicht necken, sondern in
der That füttern wolle. Wenn man auf diese Bedingungen acht
giebt, so wird der Versuch mit der „psychischen Erregung der
Magensekretion", wie wir ihn gewöhnlich nennen, zu einem ebenso
beständigen, wie der Versuch mit der Scheinfütterung. Wenn

man sich längere Zeit mit dem Studium der Magensekretion bei
verschiedenen Bedingungen befasst, überzeugt man sich davon,
eine wie gefährliche Fehlerquelle gerade diese psychische Erregbarkeit bei den Versuchen werden kann. Fortwährend muss man
mit diesem Faktor sozusagen kämpfen, ihn immer im Auge behalten und sich gegen ihn schützen. Wenn der Hund lange
nicht gefressen hat, so kann eine jede Ihrer Bewegungen, das
Herausgehen aus dem Zimmer, das Erscheinen des Dieners, der
den Hund gewöhnlich füttert, mit einem Wort eine jede Kleinigkeit
zu der Erregung der Magendrüsen Anlass geben. Es ist die
minutiöseste Aufmerksamkeit dazu nötig, um diese Fehlerquellen
zu vermeiden, und wir werden nicht Unrecht haben, wenn wir
sagen, dass vieles, was in früheren Versuchen der Einwirkung
dieser oder jener Agentien zugeschrieben wurde, in der That eine
Folge des unbeachteten psychischen Momentes war. Deshalb
haben wir, um unsere Schlussfolgerungen hinsichtlich des Einflusses dieser oder jener Bedingung sicher zu stellen, viele Versuche am schlafenden Tier vorgenommen, da wir uns bereits
vielfach überzeugt hatten, dass der Schlaf keinen hemmenden
Einfluss auf die Arbeit der Magendrüsen ausübt.

Wenn wir uns somit die Erfolglosigkeit der Versuche vergegenwärtigen, durch irgend welche Reize der Mundschleimhaut eine
Absonderung des Magensafts hervorzurufen, andererseits aber von
der bei gleichen Bedingungen beständigen und intensiven
Wirksamkeit des psychischen Moments überzeugt sind, so kommen
wir zum endgiltigen Schluss, dass in unserem Scheinfütterungsversuche der ganze sekretorische Effekt durch das psychische
Moment bedingt war; d. h. durch das leidenschaftliche Verlangen
nach Speise und durch die Freude an ihrem Genuss. Angesichts der
Bedeutung des Essaktes, die schon jetzt ersichtlich ist, bei der Untersuchung der folgenden Sekretionsperioden aber noch mehr hervortreten wird, haben wir weder Mühe noch Zeit gescheut, um den
Mechanismus dieses Faktums ganz aufzuklären. Wir haben deshalb eine Menge Modifikationen der Scheinfütterungsversuche vorgenommen, und diese Versuche haben unsere Ansicht nur bestätigt. Wenn Sie z. B. den Hund durch ein längeres Fasten

(2—3 Tage) vorbereiten, so werden Sie, was Sie ihm bei der
Scheinfütterung auch geben mögen (gekochtes oder rohes Fleisch,
Brot, gesottenes Eiweiss u. s. w.), immer eine sehr intensive
Sekretion von Magensaft erhalten, während der Hund, der nicht
gefastet hat (etwa 15—20 Stunden nach der letzten Fütterung
zum Versuche kommt), zwischen den Speisen wählerisch unterscheiden und die einen mit grosser Gier, die anderen träge und
die dritten gar nicht fressen wird; dementsprechend wird auch
die Menge und Qualität des sezernierten Saftes starken Schwankungen unterworfen sein. Je gieriger der Hund frisst, desto mehr
Saft wird abgesondert und desto verdauungsstärker ist er.. Die
meisten Hunde ziehen Fleisch dem Brot vor, und in Abhängigkeit
hiervon wird bei der Scheinfütterung mit Brot weniger und
schwächerer Saft abgesondert, als bei der Fütterung mit
Fleisch. Jedoch kommen auch Hunde vor, die sich mit
grösserem Appetit auf das Brot werfen, als auf das Fleisch;
bei diesen Hunden erhält man dann, der Regel zuwider, bei der
Scheinfütterung mit Brot mehr und stärkeren Saft, als bei der
Fütterung mit Fleisch. Wir führen noch einen analogen Fall an.
Sie geben ihrem Hunde gekochtes Fleisch, das in Stücke von bestimmter Grösse geschnitten ist, und verabfolgen diese Stücke in
bestimmten Zeitintervallen. Der Hund frisst, aber schon seinem
Verhalten nach merken Sie, dass er keine besondere Gier entfaltet, und Ihre Beobachtung wird dadurch bestätigt, dass er nach
15—20 Minuten aufhört, das Fleisch zu nehmen. Die Sekretion
des Saftes hat hierbei entweder gar nicht, oder später als
5 Minuten begonnen und bleibt bis zu ihrem Ende geringfügig.
Jetzt warten Sie ab, bis die Sekretion aufgehört hat, und geben
demselben Hunde sogleich oder den nächsten Tag rohes Fleisch
in Stücken derselben Grösse und ebenso rasch, wie Sie es mit
dem gekochten gethan haben: das rohe Fleisch schmeckt dem
Hunde ausgezeichnet, er frisst es stundenlang, die Sekretion des
Magensaftes fängt genau nach 5 Minuten an und ist sehr intensiv.
Bei einem anderen Hunde, der gesottenes Fleisch dem rohen vor-
zieht, ist es gerade umgekehrt. Bouillon, Suppe, Milch, gegen
die dei Hunde gewöhnlich gleichgiltiger als gegen feste Nahrung

sind, rufen oft bei der Scheinfütterung gar keine Sekretion, oder
nur eine geringe, hervor, obgleich z. B. die Bouillon den Geschmack des Fleisches im wesentlichen reproduziert.

Es ist ganz klar, dass bei der Scheinfütterung das psychische
Moment leicht zu einem absolut beständigen Faktor werden kann.
Alle Bedingungen, die wir oben aufgezählt haben, und die für
das Gelingen der psychischen Erregung notwendig sind, finden
sich bei der Scheinfütterung vor und vereinigen sich mit einander:
das Tier frisst vor Ihren Augen mit Gier — also gefällt ihm die
Speise, die es erhält; es träumt nicht nur von der Speise, sondern
frisst wirklich, und hat deshalb gar keinen Grund, sich beleidigt
zu fühlen, denn der Gedanke der Nichtigkeit seines Bemühens
kommt natürlich keinem der Tiere.

Somit beruht bei dem Akte des Fressens, bei der Scheinfütterung, die Erregung der Drüsennerven des Magens auf einem
psychischen Moment, welches hier zu einem physiologischen geworden
ist, d. h. ebenso obligat erscheint und unter gewissen Bedingungen
konstant ist, wie jeder beliebige physiologische Vorgang. Wenn
man diesen Vorgang von der rein physiologischen Seite betrachtet,
so kann man sagen, dass er ein komplizierter Reflex ist. Seine
Kompliziertheit entspringt daraus, dass das Endziel des Vorgangs
durch das Zusammenwirken vieler Einzelfunktionen des Organismus erreicht wird. Das Objekt unserer Verdauungsthätigkeit —
die Speise — befindet sich ausserhalb des Körpers in der umgebenden Welt; sie soll dem Organismus nicht nur durch Muskel-
kraft, sondern auch durch höhere Funktionen: Vernunft, Willen,
Begierde einverleibt werden. Deshalb ist die gleichzeitige Erregung der verschiedenen Sinnesorgane, des Gesichts, des Gehörs,
des Geruchs und Geschmacks, der stärkste und erste Stimulus
für die Thätigkeit der Magendrüsen; besonders gilt dies von den
letzteren zwei Sinnen, denn sie werden nur dann erregt, wenn
die Speise sich schon im Organismus befindet oder doch nahe
ist. Durch den leidenschaftlichen Instinkt der Esslust hat die
beharrliche und unermüdliche Natur das Suchen und Finden der
Nahrung mit dem Anfang der Verdauungsarbeit verknüpft. Es ist
leicht zu erraten, dass diese nun genau analysierte Thatsache im

engsten Zusammenhang mit einer alltäglichen Erscheinung des
menschlichen Lebens — dem Appetit — steht. Dieses Agens,
das im Leben so wichtig und für die Wissenschaft so geheimnis-
voll ist, bekommt hier endlich Fleisch und Blut, verwandelt sich
aus einer subjektiven Empfindung in eine präzise Thatsache des
physiologischen Laboratoriums.

Deshalb sind wir berechtigt zu sagen, dass der Appetit der
erste und mächtigste Erreger der sekretorischen Nerven des Magens
ist; dass sich in ihm dasjenige Etwas verkörpert, das bei der Scheinfütterung der Hunde den leeren Magen veranlasst, grosse Mengen
des stärksten Saftes abzusondern. Ein guter Appetit beim Essen
ist von Anfang an gleichbedeutend mit einer ergiebigen Sekretion
starken Saftes; wo kein Appetit ist, giebt es auch diesen Saft
nicht; einem Menschen den Appetit wiedergeben, heisst ihm eine
grosse Portion Magensaft zu Beginn der Mahlzeit sichern.

Fünfte Vorlesung.

Zeitliche Stellung und Bedeutung des psychischen oder Appetitsaftes in der gesamten sekretorischen Arbeit des Magens. — Die Unwirksamkeit des mechanischen Reizes auf den Innervationsapparat der Magendrüsen.

INHALT: Die psychische Absonderung ist der normale Anfang der sekretorischen Arbeit des Magens in den meisten Fällen normaler Speiseaufnahme. — Bei ratenweiser Darreichung der Nahrung wiederholt sich jedesmal die psychische Absonderung. — Nachweis des Appetitsaftes beim Hunde mit dem isolierten Magenblindsack. — Die Arbeit der Magendrüsen bei Ausschluss des Appetitsaftes, bei unbemerkter Einbringung der Speise durch die Magenfistel. — Verdauung von in den Magen gelegtem Fleisch bei Scheinfütterung und ohne dieselbe. — Wie lange dauert die sekretorische Wirkung der Scheinfütterung? — Nach Ablauf der psychischen Absonderung wird die sekretorische Arbeit des Magens nicht auf Kosten mechanischer Reize der Schleimhaut fortgeführt. — Versuche zum Beweise der Unwirksamkeit mechanischer Reize: erfolgloses Reizen der Magenschleimhaut durch einen Glasstab, Federbart, Sandgebläse und rhythmische Dilatation eines Kautschukballons. — Die Berührung zwischen Speise und Magenwandung kann mittelbar zur Arbeit der Drüsen Anlass geben: durch Erweckung oder Verstärkung des Verlangens nach Speise.

Meine Herrn! Das vorige Mal haben wir uns mit dem ersten normalen Anstoss bekannt gemacht, der beim natürlichen Geschehen der Dinge den Innervationsapparat der Magendrüsen in Thätigkeit versetzt. Dieser Anstoss erfolgt von Seiten der Psyche und besteht in dem leidenschaftlichen Begehren nach Speise, darin, was im alltäglichen Leben und in der medizinischen Praxis Appetit genannt wird und von jeher für Aerzte und Laien das Objekt sorgfältiger Pflege gewesen ist. Jetzt dürfen wir geradezu sagen: Appetit ist Saft. Schon daraus erhellt seine eminente Wichtigkeit. Die ärztliche Kunst sucht ja dem schwachen Magen

7*

dadurch zu helfen, dass sie ihm den wirksamen Bestandteil des
Magensafts — Pepsin — von aussen zuführt, oder den Gebrauch
anderer Mittel vorschreibt, von denen sie glaubt, dass sie den
Magensaft treiben. — Doch ist es von hohem Interesse, unsere
Untersuchung experimentell weiterzuführen. Welche Stelle nimmt
denn dieser „psychische" oder „Appetit"-Saft[1]) in dem Verlauf
der normalen Verdauungsarbeit des Magens ein? Ist ihm darin
überhaupt eine bestimmte Rolle zugewiesen? Wie gestaltet sich
die Magenverdauung, wenn er fehlt? Auf alle diese wichtigen
Fragen kann jetzt das Experiment befriedigend antworten, und
wir haben blos zu bedauern, dass diese Antwort so spät kommt.

Rufen wir uns ins Gedächtnis zurück, wie die Sekretion des
Magensaftes bei unserem Hunde mit dem isolierten Magen nach
Fütterung mit Fleisch oder mit Brot verläuft. Hier folgen die
Mengen und Verdauungsstärken der beiden ersten stündlichen
Portionen Saft nach Genuss von 200 g Fleisch oder Brot (Ver-
suche des Dr. Chigin).

Stunden.	Fleisch.		Brot.	
	Saftmenge.	Verdauungskraft.	Saftmenge.	Verdauungskraft.
1.	12,4 ccm	5,48 mm	13,4 ccm	5,37 mm
2.	13,5 „	3,63 „	7,4 „	6,50 „

Sie bemerken sofort, dass in beiden Fällen die Sekretion
in der ersten Stunde hinsichtlich Menge und Verdauungsvermögen
des Saftes identisch ist, und erst in der zweiten Stunde sich die
sekretorische Arbeit je nach der Sorte der Nahrung differenziert.
Wie sollen wir die im Anfang stattfindende Absonderung deuten?
Ist es nicht dieselbe, die wir schon bei der Scheinfütterung
gesehen haben? Ist dieser erste Strahl im breiten Strome der
Sekretion nicht der psychische Anfangssaft? Ja, meine Herrn,
unstreitig ist dies der Fall, und davon können wir uns auf die
verschiedenste Art überzeugen. Vor allem ist folgendes klar: das-

---

[1]) Man möge uns diese Ausdrucksweise der Kürze halber zugute halten.

jenige, was bei der sogen. Scheinfütterung statt hatte, konnte doch
nicht so ohne weiteres bei der normalen Fütterung verschwinden,
denn die Scheinfütterung ist ja nichts anderes, als der isolierte,
sozusagen abgeschnittene Beginn der normalen Verdauung. Diese
berechtigte Schlussfolgerung wird vollauf bestätigt, wenn man die
Saftsekretion der ersten Stunde nach Fleisch- oder Brotgenuss mit
der nach der einfachen Scheinfütterung vergleicht. Bei der Fleisch-
und bei der Brotfütterung ist die vollkommen gleiche und sehr
bedeutende Verdauungsstärke der ersten stündlichen Portion auffallend, und dieses Verdauungsvermögen koinzidiert mit demjenigen, welches bei der Scheinfütterung angetroffen wird. Wenn
man die Saftmenge der ersten stündlichen Portion auf den ganzen,
nicht resezierten, Magen bezieht (dazu muss man sie etwa mit
10 multipliziert, denn der resezierte Blindsack bildet ungefähr
ein Zehntel des Magens), so erhält man eine solche Quantität
Saft, die wiederum mit den für die Scheinfütterung geltenden
Mittelwerten annähernd übereinstimmt. Endlich deuten aber auch
die rückläufigen Schwankungen, die im Verdauungsvermögen und
in der Saftmenge bald nach der Speiseaufnahme auftreten (beim
Fleisch die Verminderung der verdauenden Kraft, beim Brot —
die Verminderung der Saftmenge), darauf hin, dass der Verlauf
beider Grössen mit dem Akte der Speiseaufnahme verbunden ist,
mit einem transitorischen Momente, das sich bald ausgleicht und
anderen Platz macht. Unsere Erklärung gestaltet sich noch über-
zeugender, wenn wir die Wirkung anderer Speisen in Betracht
ziehen. Geben Sie z. B. dem Hunde etwas anderes zu fressen,
was ihn nicht dermassen interessiert, wie Fleisch und wie Brot,
so werden Sie den initialen Anstieg der Menge und Stärke des
Saftes vermissen. Setzen Sie z. B. dem Hunde Milch vor, die
bei der Scheinfütterung, besonders wenn sie nicht lange dauert,
oft gar keine oder nur eine sehr geringe Absonderung hervorruft, — und die starke anfängliche Sekretion, der erwähnte
initiale Anstieg, fehlt vollkommen. Sie haben die betreffenden
Zahlen schon einmal gesehen; ich halte es jedoch für notwendig,
sie hier noch einmal anzuführen, damit Sie sie besser mit der
Sekretion bei Fleisch und bei Brot vergleichen können.

Es wurden dem Hunde 600 ccm Milch gegeben (Versuch des Dr. Chigin):

Stunden.	Saftmenge.	Verdauungsvermögen.
1.	4,2 ccm	3,57 mm
2.	12,4 „	2,63 „

Hiermit hätten wir die analytische Erklärung der verschiedenen Schwankungen unserer Sekretionskurve begonnen.

Da der Gegenstand zu wichtig ist, haben wir uns nicht darauf beschränkt, aus früheren Versuchen Schlüsse zu ziehen, sondern haben zum weiteren Beweise einige neue Versuchsformen angewandt.

So haben wir z. B. die gewöhnliche Fleischration unserer Hunde — 400 g — in 4 gleiche Teile geteilt und sie nicht auf einmal, sondern in Intervallen von anderthalb Stunden verabfolgt (Versuche des Privatdozenten Kotljar und des Dr. Lobassoff). Jedesmal, wenn der Hund seine 100 g Fleisch bekommen hatte, konnten wir einen Anstieg der Saftmenge und Verdauungsstärke verzeichnen. Hier die Tabelle der betreffenden Zahlen.

Halb-stündliche Perioden.	Saftmenge.	Verdauungs-kraft.	Bemerkungen.
1.	3,1 ccm	5,13 mm	100 g Fleisch verabfolgt.
2.	5,0 „	4,63 „	
3.	4,7 „	4,50 „	
4.	5,4 „	4,88 „	100 g „ „
5.	5,5 „	3,38 „	
6.	4,7 „	2,75 „	
7.	6,0 „	3,75 „	100 g „ „
8.	5,4 „	2,50 „	
9.	5,9 „	2,50 „	
10.	5,4 „	3,88 „	100 g „ „
11.	5,3 „	3,0 „	
12.	4,2 „	2,5 „	

Auf der Kurve sind blos die Schwankungen der Verdauungskraft dargestellt.

Es ist klar, dass der Anstieg
der Verdauungskraft und Saftmenge genau mit dem Akt der
Speiseaufnahme verbunden ist.
Es schien von Interesse, an
unserem Hunde mit dem isolierten Magen unmittelbar die
Grösse und die Eigenschaften der
Absonderung zu bestimmen, die
infolge des Fressaktes auftritt.
Deshalb waren wir anfangs bestrebt, den Vorgang der Scheinfütterung zu imitieren, wie er bei
Hunden mit durchschnittener

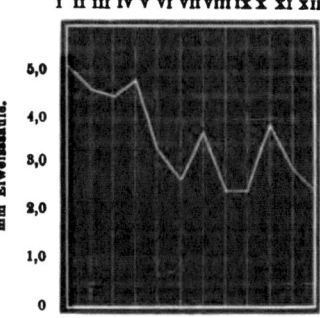

Fig. 11.

Halbstündliche Perioden.

I II III IV V VI VII VIII IX X XI XII

Verlauf der Verdauungskraft.

Speiseröhre statt hat. Unser Hund hatte ausser der Fistelöffnung in
den kleinen resezierten Magen noch eine Fistel des grossen Magens.
Wenn wir nun die letztere öffneten und dem Hunde in gewöhnlicher Weise kleine Fleischstückchen zu fressen gaben, so erhielten
wir sie speichelbedeckt wieder aus der Fistelöffnung zurück. Ganz
wie bei der Scheinfütterung beginnt der Saft erst nach 5 Minuten
gleichzeitig aus dem grossen, wie aus dem kleinen Magen zu
fliessen; die Sekretion verläuft in beiden Mägen in genügender
Übereinstimmung und hört auch gleichzeitig, nach Einstellung der
Fütterung, auf. Hier ein Beispiel eines solchen Versuches. (Aus
der Arbeit des Dr. Lobassoff.)

Im Verlauf von 5 Minuten hat der Hund 80 Stücke Fleisch (im
ganzen 172 g) gefressen; alle diese Stücke fielen bald aus der Magenfistel heraus. Die Sekretion begann in beiden Mägen gleichzeitig und
zwar 7 Minuten nach Anfang der Fütterung; sie verlief wie folgt:

Stunden.	Der kleine Magen.		Der grosse Magen.	
	Saftmenge	Verdauungskraft	Saftmenge	Verdauungskraft
1	7,7 ccm		83,2 ccm	5,35 mm
2	4,5 „	} 6,25 mm	58,1 „	Infolge einer Beimeng-ung von Galle (10 bis 15 ccm) ist das Ver-dauungsvermögen stark herabgesetzt.
2¹/₂	0,6 „		8,5 „	

Die Sekretion aus beiden Magenhöhlen erreichte zu gleicher Zeit ihr Ende.

Dieser Versuch überzeugt uns erstens, dass der grosse und der kleine Magen einander vollkommen parallel arbeiten. Der Anfang, Schluss und die intermediären Schwankungen der Sekretion stimmen in beiden Mägen miteinander überein. Zweitens koinzidiert auch die Verdauungsstärke des den beiden Mägen entstammenden Sekrets und ist derjenigen gleich, die gewöhnlich bei der sogenannten Scheinfütterung beobachtet wird. Sie ist jetzt bis zum Erlöschen der Sekretion gleich hoch geblieben, ohne auf die niedrigen Werte zu sinken, die bei der normalen Fleischfütterung vom Beginn der zweiten Stunde an beobachtet werden.

Dasselbe bestätigte sich auch, als wir unserem Hunde späterhin die Ösophagotomie machten und nun die Scheinfütterung an ihm in typischer Form wiederholen konnten. Hier folgt einer von diesen Versuchen. (Aus der Arbeit des Dr. Lobassoff.)

Der erste Tropfen Saft erschien aus beiden Magenhöhlen gleichzeitig im Verlauf der 6. Minute nach Beginn der Scheinfütterung, die eine halbe Stunde dauerte; im weiteren gestaltete sich die Sekretion wie folgt:

Stunden.	Der kleine Magen.		Der grosse Magen.	
	Saftmenge	Verdauungskraft	Saftmenge	Verdauungskraft
1.	7,6 ccm	5,88 mm	68,25 ccm	5,5 mm
2.	4,7 „	5,75 „	41,5 „	5,5 „
3.	1,1 „	5,5 „	14,0 „	5,38 „
Im ganzen:	13,5 „	5,75 „	123,75 „	5,5 „

Die Sekretion kam in beiden Mägen zu gleicher Zeit zum Stillstand.

Fig. 12.

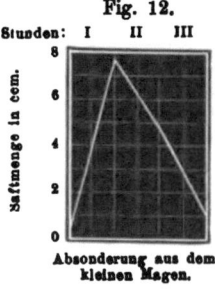

Absonderung aus dem kleinen Magen.

Fig. 13.

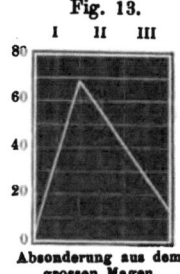

Absonderung aus dem grossen Magen.

Ich stelle dasselbe in Kurven dar; der Massstab für die
Saftmenge des grossen Magens ist zehnmal verkleinert. Wie Sie
sehen, ist der Sekretionsverlauf in beiden Mägen identisch.

Das Bestehen einer Fistel des grossen Magens giebt uns
die Möglichkeit, an unserem Hunde einen Versuch zu inszenieren,
der, dem Scheinfütterungsversuche gerade entgegengesetzt, ein
wahres experimentum crucis bildet. Während wir bei der Scheinfütterung sozusagen nur den Anfang der Verdauung vor uns hatten,
können wir in unserem Kreuzversuch ohne weiteres die Fortsetzung
zu diesem Anfang liefern; dazu brauchen wir nur die betreffenden Speisen durch die Fistel so in den Magen hineinzubringen,
dass der Hund nichts davon merkt. Da es bei diesen Versuchen
überaus wesentlich ist, nicht den Appetit des Hundes zu reizen,
thut man am besten, sie am schlafenden Tier anzustellen. Jedoch
füge ich gleich hinzu, dass man dasselbe Resultat auch am wachen
Tier erreichen kann, nur muss man die Prozedur unbemerkt vollführen und die Gedanken des Hundes von der Speise ablenken.

Die Resultate dieser Versuche sind überraschend. Nichts,
was an die Sekretion bei normaler Fütterung erinnern würde!
Einige Speisesorten, wie z. B. Brot und das gesottene Weisse
von Hühnereiern, geben bei direkter Einführung in den Magen im
Verlauf der ersten Stunde und länger nicht einen einzigen Tropfen
Saft. Dies gilt sowohl vom kleinen, als auch vom grossen Magen:
wenn man in den Speisebrei, der den letzteren erfüllt, einen Glasstab hineinsteckt, so bleibt dieser trocken. Fleisch vermag selbst
dann eine Sekretion hervorzurufen, wenn es in den Magen hinein-
gelegt wird, jedoch verspätet die Absonderung in nicht zu verken-
nender Weise (sie beginnt 15 bis 45 Min. nach Einführung der
Speise, statt nach 6 bis 10 Min., wie beim normalen Versuch), ist in
der ersten Stunde ausserordentlich geringfügig (3—5 ccm statt
12—15 ccm des Normalversuchs) und besitzt eine sehr niedrige
Verdauungskraft. Hier ein Versuch des Dr. Lobassoff.

Es werden 400 g Fleisch in den Magen gelegt:

Stunden.	Saftmenge.	Verdauungskraft.
1.	3,7 ccm	2,0 mm
2.	10,6 „	1,63 „

Stunden.	Saftmenge.	Verdauungskraft.
3.	9,2 ccm	1,5 mm
4.	7,0 „	1,88 „
5.	5,6 „	2,25 „
6.	6,6 „	2,63 „
7.	7,5 „	1,88 „
8.	5,3 „	2,0 „
9.	3,0 „	5,0 „
10.	0,2 „	— „

Die Sekretion begann 25 Minuten nach Einführung der Speise. Jetzt bitte ich, die folgenden Tabellen zu vergleichen:

Stunden	Es werden 200 g Fleisch verfüttert (Chigin)		Es werden 150 g Fleisch in den Magen gelegt (Lobassoff)		Scheinfütterung (Lobassoff)		Summe der beiden letzten Versuche.
	Saftmenge	Verdauungskraft	Saftmenge	Verdauungskraft	Saftmenge	Verdauungskraft	Saftmenge.
1.	12,4 ccm	5,43 mm	5,0 ccm	2,5 mm	7,7 ccm	6,4 mm	12,7 ccm
2.	13,5 „	3,63 „	7,8 „	2,75 „	4,5 „	5,3 „	12,3 „
3.	7,5 „	3,5 „	6,4 „	3,75 „	0,6 „	5,75 „	7,0 „
4.	4,2 „	3,12 „	5,0 „	3,75 „	—	—	5,0 „

Dasselbe stelle ich in Kurven des Sekretionsverlaufs dar.

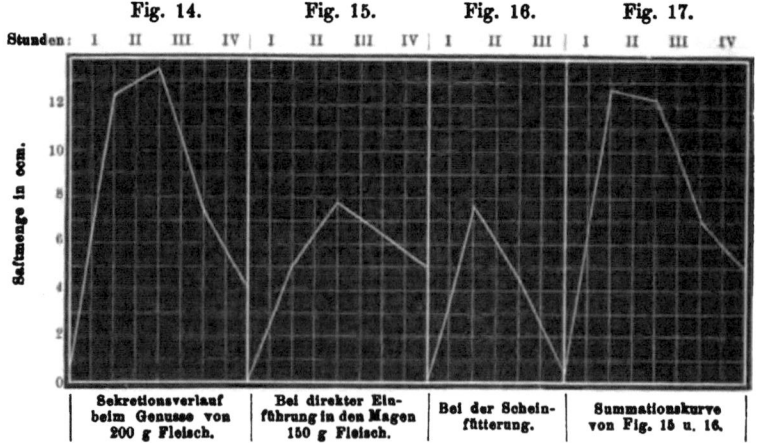

Fig. 14.   Fig. 15.   Fig. 16.   Fig. 17.

Stunden: I II III IV | I II III IV | I II III | I II III IV

Saftmenge in ccm.

| Sekretionsverlauf beim Genusse von 200 g Fleisch. | Bei direkter Einführung in den Magen 150 g Fleisch. | Bei der Scheinfütterung. | Summationskurve von Fig. 15 u. 16. |

Wie Sie sehen, steigt die Kurve beim Einlegen des Fleisches viel langsamer an und erreicht lange nicht die Höhe, wie die Kurve nach dem normalen Genuss von Fleisch; wenn wir sie jedoch mit der Kurve der Scheinfütterung summieren, so ist die resultierende Kurve mit der Normalkurve beinahe identisch.

Ebenso und mit dem gleichen Resultat kann man in den angeführten Versuchen auch die Verdauungsstärken der Sekrete verrechnen. Ein Beispiel, wie man die Sekretionskurve synthetisch aus ihren Elementen konstruieren kann!

Endlich kann ich Ihnen das folgende lehrreiche Experiment zeigen: In Gegenwart einiger Herrn Zuhörer, die ich gebeten hatte, eine Stunde vor Beginn der Vorlesung zu erscheinen, bin ich mit zwei Hunden, die eine gewöhnliche Magenfistel tragen und ausserdem ösophagotomiert sind, folgendermassen verfahren: dem einen habe ich unvermerkt, d. h. indem ich seine Aufmerksamkeit durch Liebkosungen ablenkte und gegen eine Reizung seiner Geruchsnerven Massregeln ergriff, durch die Fistelöffnung eine bestimmte Anzahl Stücke rohen Fleisches in den Magen eingeführt; die Fleischwürfel hatten wir auf einen Faden aufgereiht, dessen freies Ende in dem Fistelrohr durch den Korkstopfen festgeklemmt wurde. Der Hund wurde hierauf in ein separates Zimmer gebracht und sich selbst überlassen. Dem andern Hunde wurde eine gleiche Portion Fleisch auf dieselbe Weise in den Magen gestopft, während dieser Prozedur jedoch eine lebhafte Scheinfütterung unterhalten, und dann das Tier ebenfalls seinem Schicksal überlassen. Jeder der beiden Hunde hat 100 g Fleisch erhalten. Seitdem sind jetzt schon 1 1/2 Stunden vergangen; wir ziehen jetzt das Fleisch am Faden wieder zum Magen heraus und bestimmen sein Gewicht; der Gewichtsverlust, mithin auch die Menge des verdauten Fleisches, ist bei beiden Hunden durchaus verschieden. Beim Hunde, der ohne Scheinfütterung geblieben war, beträgt dieser Gewichtsverlust nur 6 g, während das Fleisch, das wir aus dem Magen des anderen Hundes zurückerhalten haben, blos 70 g wiegt, d. h. 30 g Gewicht eingebüsst hat. Dies also ist der Verdauungswert des Durchgangs der Speise durch die Mundhöhle, der Wert der leidenschaftlichen

Begierde nach Speise, der Wert des Appetits. Ich teile noch
eine Reihe von Zahlen mit, die Dr. Lobassoff in analogen
Versuchen erhalten hat.

In den Magen werden je 25 Stücke Fleisch (100 g) eingeführt. Das Fleisch war 2 Stunden im Magen; ohne Scheinfütterung wurden 6,5 %, bei 8 Minuten langer Scheinfütterung
31,6 % verdaut.

Das Fleisch war 1¹/₂ Stunden im Magen; ohne Scheinfütterung wurden 5,6 %, bei 5 Minuten langer Scheinfütterung 15 %
verdaut.

Das Fleisch war 5 Stunden im Magen; ohne Scheinfütterung
wurden 58 %, bei Scheinfütterung 85 % verdaut; es blieben also
noch 42 resp. 15 % zurück.

Ich muss jedoch hinzufügen, dass sich dieses Experiment
seiner Natur nach wenig zur öffentlichen Demonstration eignet
und oft misslingen kann. Einerseits ist es gar nicht leicht, die
Einführung des Fleisches vor dem Hunde zu verbergen; andererseits mag bei der den Hund verwirrenden ungewohnten Umgebung
die Wirkung einer kurzdauernden Scheinfütterung oft weniger
intensiv ausfallen, als wünschenswert ist. Um solche Misserfolge
zu vermeiden, ist es besser, diesen Versuch publice nur mit solchen
Hunden anzustellen, die sich an das Auditorium gewöhnt haben,
und mit deren Temperament der Experimentator gut vertraut ist.

Wie ich hoffe, haben Sie sich davon überzeugt, eine wie
grosse Wichtigkeit dem Durchgang der Speise durch die Mund-
und Rachenhöhle, oder — und dies ist nach früheren Ausführungen
gleichbedeutend — dem leidenschaftlichen Begehren nach Speise
beizumessen ist. Ohne diese Begierde, ohne Mithilfe des Appetits,
bleiben viele Nahrungsmittel, die in den Magen gelangt sind,
vollkommen ohne Magensaft; andere rufen zwar eine Sekretion hervor, diese ist jedoch geringfügig und liefert blos schwachen Saft.

Erst später, wenn wir die Bedingungen der sekretorischen
Arbeit der Magendrüsen noch näher erkannt haben, werden wir
den Sinn dieser Thatsachen tiefer erfassen können. Weshalb das
Brot, das unbemerkt in den Magen des Hundes gelegt wird,
stundenlang keine Sekretion veranlasst, während Fleisch ziemlich

bald schon (nach 20 bis 40 Minuten) eine solche herbeiführt, — das werden wir in der nächsten Vorlesung erklären; jetzt jedoch wollen wir einige andere Fragen besprechen.

Wie lange dauert die Nachwirkung, der Nachhall des ersten Appells an das sekretorische Nervensystem des Magens; wie lange fliesst der Appetitsaft nach dem normalen Essakt, der ja, besonders beim Tier, nicht lange währt? Wir haben schon vielfach, und ausser unserem Hunde mit dem isolierten Magen auch an anderen Hunden, bestimmt, wie lange diese Nachwirkung der Scheinfütterung dauert.

Hier z. B. ein hierauf bezüglicher Versuch aus der Arbeit des Prof. Ssanozki. Der Hund hat eine Magenfistel und ist ösophagotomiert. Nach einer Scheinfütterung von 5 Minuten beginnt die Sekretion und verläuft wie folgt:

Zeit in Minuten.	Menge.	Verdauungsstärke.
10.	25,5 ccm	8,1 mm
10.	20,0 „	8,0 „
10.	13,5 „	6,8 „
10.	11,0 „	7,5 „
10.	8,5 „	8,1 „
10.	6,5 „	9,0 „
20.	13,5 „	7,4 „
20.	11,0 „	7,2 „
20.	7,0 „	7,2 „
20.	11,5 „	6,8 „
20.	11,0 „	6,5 „
30.	6,5 „	7,6 „
20.	5,5 „	7,2 „

Somit erstreckt sich der Effekt selbst einer kurzen Scheinfütterung auf lange Zeit. Dasselbe hat natürlich auch für die normale Aufnahme der Speise Geltung. Man muss jedoch im Auge behalten, dass bei der Scheinfütterung bei aller Stärke und Realität des Sinneseindrucks der Hunger nicht gestillt, die Begier, das wirksame Agens immer mehr entflammt wird, und deshalb der safttreibende Effekt verlängert und verstärkt wird; bei der normalen Aufnahme der Speise jedoch muss die Stillung der

Begier, das Gefühl der Sättigung, das bekanntlich schon lange
vor Ablauf der Verdauungsperiode durch Füllung und Dehnung
des Magens hervorgerufen wird, das Verlangen nach Speise und
damit auch den sekretorischen Effekt zum Stillstand bringen. —
Deshalb ist es unwahrscheinlich, dass sich der ganze sekretorische
Prozess im Magen, der sich ja bei gewissen Nahrungssorten und
-mengen über 10 bis 12 Stunden hinzieht, auf Kosten des bisher
von uns untersuchten Faktors abspielen sollte, umsomehr, da eine
5 Minuten lange Scheinfütterung bei den günstigsten Umständen
eine Saftsekretion von nicht mehr denn 3 bis 4 Stunden Dauer
bedingt. Wir müssen deshalb nach andern Erregern des Innervationsapparats der Magendrüsen fahnden. Wodurch also und
wie wird die Magensekretion fortgesetzt, die durch das psychische
Moment ihren Anstoss erhielt? Das erste, was Ihnen allen bei
dieser Frage in den Sinn kommt, ist natürlich die unmittelbare
Einwirkung der im Magen befindlichen Speise auf seine Wandung
selbst. Ja, das ist gewiss richtig und geschieht auch so, aber nur
nicht auf die plumpe und simple Weise, wie es sich viele Physiologen und mit ihnen auch Ärzte vorstellen. Als ich sagte, dass
in den Magen gelegtes Brot oder Eiereiweiss stundenlang auch
nicht die geringste Absonderung von Saft hervorruft, fragten
sich wahrscheinlich viele meiner Herrn Zuhörer in gerechtem
Erstaunen: „Wie sollen wir denn dann die Zwangsernährung
Schwindsüchtiger, psychisch Kranker und die künstliche Fütterung
derjenigen Patienten erklären, die wegen einer Ösophagusstriktur
eine Magenfistel tragen?" Ich werde meine Antwort durch eine
recht unerwartete These einleiten. Die Behauptung, dass der
mechanische Reiz der Magenwandung durch die Speise ein zuver-
lässiges und wirksames Erregungsmittel der sekretorischen Arbeit
des Magens sei, diese Behauptung, die so kategorisch in vielen
Lehrbüchern der Physiologie aufgestellt wird und deshalb sich
so sicher in der Vorstellung der Mediziner eingebürgert hat, ist
nichts anderes, als eine traurige Verirrung, die zu einem hart-
näckigen Vorurteil ausgeartet ist. Unsere in vielen Abhandlungen,
auf Doktordisputen und in Sitzungen ärztlicher Vereine wiederholten
Erklärungen, diese Behauptung sei ein Phantasiegebilde, haben

meistenteils ein ungläubiges Kopfschütteln oder auch direktes
Leugnen hervorgerufen, „dieses könne nicht so sein". Ich be-
daure lebhaft, dass die Herrn beharrlichen Leugner nicht hier
erschienen sind, um mit uns zusammen unsere Sache vor das Gericht der Thatsachen zu bringen, zu deren Demonstration wir jetzt
schreiten wollen. Diesem Punkte messe ich eine sehr grosse
Bedeutung bei; auf diesem Felde muss meiner Meinung nach die
Generalschlacht zwischen der landläufigen Ansicht, dass die Magenschleimhaut durch jedes beliebige Agens gereizt werde, und
der Theorie ausgefochten werden, diese Schleimhaut sei nur
spezifisch, mit Auswahl, reizbar. Wenn einmal die Ver-
teidiger der alten Anschauung aus ihrer Position gejagt sind und
die Unwirksamkeit des mechanischen Reizes werden anerkennen
müssen, dann wird ihnen nichts anderes übrig bleiben, als sich
zur neuen Theorie zu bekehren und vieles in der Drüsenarbeit
für wesentlich anzuerkennen, was bisher arg in den Schatten
gestellt wurde. Wir dürfen glauben, dass man vornehmlich deshalb Bidders und Schmidts altes Experiment mit der psychischen Erregung des Magensafts so wenig beachtet hat, weil man
zu fest in dem Glauben an den plumpen und simplen mechanischen
Reiz befangen war, der so überaus sicher und obligat erschien.
Wir wollen jetzt vor Ihnen den Versuch mit dem mechanischen
Reiz der Magenschleimhaut in der erlernten, althergebrachten,
klassischen Form wiederholen. Hier ist ein Hund, der eine Magenfistel trägt und welchem ausserdem noch am Halse die Ösophagotomie
gemacht ist. Ich öffne die Fistel; Sie sehen, aus dem Magen
fliesst nichts heraus; vor einer Stunde ist der Magen mit Wasser
rein ausgespült worden. Wir ergreifen die berühmte Federpose
und einen ziemlich soliden Glasstab und legen uns einige Bogen
Fliesspapier zurecht, die mit roter und mit blauer Lakmustinktur
getränkt sind. Ich beauftrage jetzt meinen Gehilfen, fortwährend
bald mit dem Federbart, bald mit dem Glasstabe im Magen Bewegungen nach allen nur möglichen Richtungen auszuführen und
jede 5 Minuten mit dem Instrument abzuwechseln. Das aus dem
Magen entfernte Reizinstrument wird am roten und blauen Fliesspapier sorgfältig abgetrocknet. Sie haben alle gesehen, meine

Herrn, dass diese Prozedur in konsequenter Weise schon eine
halbe Stunde lang ausgeführt wird. Aus der Fistelöffnung ist
auch nicht ein einziger Tropfen herausgeflossen, und ausserdem
haben die nassen Flecken auf allen roten Lakmusblättern, die
ich Ihnen in dieser halben Stunde überreichen konnte, einen ausgesprochen blauen Farbenton angenommen, was vom alkalischen
Magenschleim herrührt; die blauen Bogen jedoch sind nur feucht
geworden, ohne ihre Farbe zu verändern. Also haben wir bei
der allerhartnäckigsten mechanischen Reizung in der ganzen Magenhöhle keinen Fleck finden können, der eine merkbar saure Reaktion
besessen hätte. Wo bleiben denn die Ströme reinen Magensafts,
von denen wir in den Lehrbüchern lesen? Was könnte man gegen
die Beweiskraft unseres Versuches einwenden? Meiner Ansicht
nach nur das eine: dass wir es mit einem kranken Hunde zu
thun haben, dessen Magendrüsen aus irgend einem Grunde nicht
regelrecht zu funktionieren vermögen. Diesen einzigen Einwand
können wir vor Ihren Augen entkräften. Nach unserem Misserfolg mit dem mechanischen Reize gehen wir sogleich am selben
Hunde zur Scheinfütterung über. Der Hund nimmt die ihm an-
gebotene Speise mit grossem Appetit, und Sie sehen, dass genau
5 Minuten nach Anfang der Fütterung der erste Tropfen aus dem
Magen erscheint, und die weiteren immer schneller und schneller
folgen. Ich fange ein paar Tropfen auf dem blauen Lakmus-
papier auf; Sie sehen, dass sie grellrote Flecken auf dem blauen
Bogen verursachen. Zum Schluss der Vorlesung, d. h. nach einer
Scheinfütterung von 30 Minuten Dauer, haben wir 150 ccm
Magensaft erhalten, der ohne filtriert zu sein, so klar und so
durchsichtig erscheint, wie destilliertes Wasser.

Wir können also nicht daran zweifeln, dass, als der echte
Reiz angewandt wurde, die Magendrüsen auf ihn vollkommen
normal durch Produktion eines normalen Saftes reagierten; daraus
folgt aber unabweislich, dass sich für die erste negative Hälfte
unseres Versuchs nur der eine Grund finden lässt, dass die Magenschleimhaut in Bezug auf ihre sekretorische Thätigkeit gegen
mechanische Reize vollkommen indifferent ist. Und doch wird
dieser mechanische Reiz im physiologischen Kolleg als Erreger

der Magendrüsen demonstriert. Ich wage zu glauben, dass diese Vorlesungsversuche von nun an demjenigen das Feld werden räumen müssen, den ich Ihnen soeben demonstriert habe. Der anscheinend so einfache Versuch mit dem mechanischen Reiz kann nämlich nur dann richtig angestellt werden, wenn man gewisse sehr einfache Regeln innehält; diese aber haben die Physiologen, wohl wegen ihres vorgefassten Glaubens an die Wirksamkeit des mechanischen Reizes, nicht beachtet. Solcher Regeln sind zwei. Erstens ist es notwendig, dass der Magen vollkommen rein sei, und dass nichts von aussen in ihn gelangt. Diese Bedingung wurde früher nicht erfüllt. Man pflegte zwar den Magen durch Lüftung des Fistelpfropfens zu entleeren, man spülte ihn jedoch nicht bis zum Verschwinden der sauren Reaktion aus; deshalb konnten in den Falten der Schleimhaut Residuen alten Magensaftes zurückbleiben. Gleichzeitig konnte der Speichel aus der Mundhöhle Eingang finden und wurde bei dem nicht gehörig entleerten und ausgespülten Magen schnell angesäuert. Es ist dann nicht zu verwundern, dass das Glasrohr, indem es Kontraktionen des Magens auslöste (die Beziehungen des mechanischen Reizes zur motorischen Funktion des Magens sind nicht mit denjenigen zu verwechseln, von welchen hier die Rede ist), zur Entleerung gewisser Mengen saurer Flüssigkeit aus dem Fistelrohr führte. Dass sich alles so verhält, dass unsere Erklärung dem Thatbestande entspricht, wird dadurch bewiesen, dass bis jetzt noch niemand auf jene Weise echten, reinen, Magensaft von einer Acidität von 0,5 bis 0,6 % erhalten hat. Ich brauche nur daran zu erinnern, dass Heidenhain bei der ersten Aciditätsbestimmung des von ihm aus dem resezierten Magen gewonnenen Saftes in nicht geringe Verwunderung ob deren Ergebnis (0,5 bis 0,6 %) geriet und seinen damaligen Assistenten Gscheidlen veranlasste, die Richtigkeit aller Titerlösungen nachzuprüfen. Die Acidität des „reinsten“ damals bekannten Saftes bemass sich auf kaum 0,3 %. Als weiterer Beweis, dass die früheren Beobachter nach Anwendung des mechanischen Reizes niemals eine wirklich durch ihn hervorgerufene Sekretion gesehen haben, können wir den Umstand anführen, dass niemand derselben die immer präzise 5 Minuten

lange Latenzzeit anführt. Diese zu übersehen wäre nicht möglich
gewesen, wenn eine wirkliche Erregung der Drüsen vorgelegen
hätte. — Nicht minder wichtig ist die zweite Bedingung der
regelrechten Ausführung des Versuchs mit dem mechanischen
Reize. Es ist natürlich erforderlich, dass die Magendrüsen vor
Beginn des Versuchs nicht thätig sind, und dass auch während
des Versuchs keine Momente ins Spiel treten, die an und für
sich, unabhängig vom mechanischen Reize, eine Thätigkeit der
Drüsen auslösen könnten. Nun haben wir keinerlei Beweis
dafür, dass man früher vor dem Experimente stundenlang ge-
wartet und sich von dem Stillstand der sekretorischen Thätigkeit des Magens überzeugt habe. Andererseits haben wir auch
nicht die leiseste Andeutung zu verzeichnen, dass die Autoren
versucht hätten, sich vor dem Zwischenfall einer psychischen
Erregung der Magendrüsen zu schützen, und dieses ist, wie
wir schon gesehen haben, recht schwer. Es giebt so leicht
erregbare Hunde, dass man ihre Magendrüsen einfach nicht zur
Ruhe bringen kann, oder dass ein stundenlanges Warten dazu
nötig ist. Der Experimentator muss eben seine ganze Aufmerksamkeit anspannen, um einen solchen Versuch einwandsfrei
einzurichten. Es braucht nur irgend eine Speise neben dem
Hunde gestanden zu haben, oder die Hände des Dieners, der
dem Hunde die Speise bereitet, haben danach gerochen, oder
es ist irgend ein anderer derartiger Umstand ins Spiel getreten,
— und das Glasröhrchen wird ganz unschuldig für die Erregung
der Magendrüsen verantwortlich gemacht. An dem Hunde, den
Sie eben gesehen haben, sind beide Bedingungen erfüllt gewesen,
und das Resultat unseres Versuchs steht in unversöhnlichem
Widerspruch zu den Ergebnissen der Laboratoriums- und Vorlesungsversuche aus früherer Zeit.

Die schon früher betonte Wichtigkeit unseres Versuchs giebt
mir das Recht, Ihre Aufmerksamkeit zu missbrauchen und Ihnen
noch zwei Modifikationen desselben Experimentes zu zeigen. Es
hätte doch noch jemand sagen können, es sei zum Erfolge der
mechanischen Reizung nötig, dass das mechanische Agens die
Innenfläche des Magens an vielen Punkten gleichzeitig berühre.

Um diesem Einwand zu begegnen, will ich Ihnen zwei neue
Formen unseres Versuchs zeigen. Wieder ein ebensolcher, d. h.
gastro- und ösophagotomierter Hund. Der Magen ist rein ausgespült und befindet sich im Zustand vollkommener Ruhe. Ich
führe durch die Fistel ein dickes Glasrohr ein, an dessen kuppel-
förmig abgerundetem Ende eine Menge Öffnungen von 2—3 mm
Durchmesser angebracht sind; das andere Ende des Rohrs ist an
eine doppelt tubulierte Glaskugel angeschmolzen, die ziemlich
grobkörnigen Sand enthält; durch den zweiten Tubulus der Kugel
pumpe ich mittels eines Gummigebläses Luft ein und wirbele
dadurch den Sand auf. Durch rhythmische Kompressionen des
Ballons schleudere ich den Sand mit einiger Gewalt in den Magen.
Dieses Spiel dauert schon 10—15 Minuten, und doch sehen wir
noch keine Spur von Magensaft; der Sand, der zwischen Glasrohr und Fistelwandung herausfällt, ist entweder ganz trocken
oder kaum befeuchtet und vermag keinenfalls das blaue Lakmus-
papier zu röten. Und doch haben wir es hier mit einem starken
und weit verbreiteten Reiz zu thun. Sehen Sie sich doch die
Arbeit unseres Gebläses ausserhalb des Magens an. Aus allen
Öffnungen der Röhre — und deren sind weit über zehn — werden kräftige Sandstrahlen hervorgesprüht. Wenn Sie Ihre Hand
dagegen halten, fühlen Sie ganz deutlich die vielen Sandkörner
mit einiger Gewalt anschlagen. Und jetzt, nach Beendigung
unseres Versuchs, überzeugen wir uns durch die Scheinfütterung
leicht und in unzweifelhafter Weise davon, dass die Mageninner-
vation unseres Hundes vollkommen normal ist. — Noch ein Versuch. Ein ebensolcher Hund. Wir führen in seinen leeren und
ruhenden Magen einen Gummiballon ein und blasen ihn mittels
einer Spritze bis zu Kindskopfgrösse auf, erhalten ihn 1—2 Min.
in diesem Zustand und lassen ihn dann zusammenfallen. Dies
Manöver wiederholen wir 10—15 Minuten lang. Während dieser
ganzen Zeit hat sich aus dem Magen kein einziger Tropfen Saft
gezeigt; die Oberfläche des schliesslich aus dem Magen entfernten
Ballons ist überall alkalisch. Auch hier zeigt die nachfolgende
Scheinfütterung, dass der Hund in versuchstauglichem Zustand
war. — Ich muss bemerken, dass zu diesem Versuche die Hunde

116

nicht zu hungrig sein dürfen, d. h. vor 10—12 Stunden gefressen haben müssen, sonst kann man leicht eine (psychische) Erregung der Sekretion erhalten.

Wenn man diese Frage mit unbefangenem Auge ansieht, so überzeugt man sich im Laboratorium auf Schritt und Tritt von der Nichtigkeit der mechanischen Reizwirkung; sonst wären ja alle unsere Methoden, die Magensekretion zu studieren, hinfällig. Beim Hunde mit einer gewöhnlichen Magenfistel fliesst ausserhalb der Verdauungsperiode und ohne besonderen Grund niemals ein Tropfen Saft aus dem Magen heraus. Wie könnte dies der Fall sein, wenn der mechanische Reiz wirksam wäre, denn die innere Scheibe des Fistelrohrs ist ja in fortwährendem Kontakt mit der Magenschleimhaut? Dasselbe gilt für den Hund mit dem resezierten Magen. Während des Versuchs wird in den Blindsack ein Glas- oder Gummirohr gehörig tief zum Auffangen des Saftes eingeführt, und doch fliesst durch dieses Rohr kein Tropfen Saft ab, und seine Innenfläche wird niemals sauer, solange keine wirklichen Sekretionsbedingungen vorhanden sind; dabei wird das Rohr ziemlich oft herausgenommen und zurechtgeschoben. Bei gewöhnlichen Magenfistelhunden bilden sich oft, wenn die Operation schon lange — über ein Jahr — gemacht ist, in der Umgebung der inneren Fistelöffnung Schleimhautfalten, die die Öffnung des Rohres vollkommen verlegen können; in diesem Falle muss man in die Fistel ein langes und dickes, siebartig durchlöchertes, Metallrohr tief einführen, und doch ruft diese Manipulation an und für sich keine Sekretion hervor. Weiter ist es eine alltägliche Erscheinung, dass sich im Magen der Hunde dicke Konvolute von Haaren befinden, und doch hindert ihre Gegenwart durchaus nicht, dass die Sekretion des Magensafts ausserhalb der Verdauung stille steht. Besonders deutlich war eine solche Erscheinung bei unserem Hunde mit dem isolierten Magen zu sehen, als wir ihn auf Sägespähne lagerten, um die Mazeration der Wunde durch den hervorsickernden Saft zu verhüten. Sehr oft fanden wir dann kolossale Mengen von Sägespähnen im Magen, bis zu einem halben Pfund. Offenbar beleckte der Hund seine Wunde und schluckte immer die Spähne herunter, die an der

Schnauze haften geblieben waren. Und doch haben diese im Magen befindlichen Sägespähne trotz ihres gewiss beträchtlichen mechanischen Reizes niemals an und für sich eine Sekretion veranlasst. Mir scheint, dass diese lange Reihe von Thatsachen genügen wird, um den Gedanken zu Grabe zu tragen, dass man den neurosekretorischen Apparat des Magens durch einen mechanischen Reiz der Schleimhaut unmittelbar in Thätigkeit versetzen könne.

Und doch fahren bis zuletzt der Federbart und das Glasröhrchen fort, in einigen Lehrbüchern und selbst in Schriften, die speziell von der Magensekretion handeln, als Erreger der Magendrüsen zu fungieren! Es giebt zwar nicht wenig Physiologen, die den mechanischen Reiz hinsichtlich der sekretorischen Thätigkeit des Magens für nicht sehr wirksam halten und ihm in der Reihe der übrigen Erreger eine untergeordnete Stelle anweisen. Jedoch kenne ich bis jetzt noch keinen physiologischen Autor, der seine Wirksamkeit überhaupt geleugnet hätte und es nicht für möglich hielte, durch ihn wenigstens ein bischen Saft zu bekommen.

Zum Schluss dieser Vorlesung wollen wir uns bei einer Frage aufhalten, die mit der von uns erörterten in Verbindung steht. Wenn auch die Berührung der Magenschleimhaut durch die Speise keinen unmittelbaren Einfluss auf die Sekretion ausübt, ist dann das Eintreten der Speise in den Magen eines jeglichen Konnexes mit dem sekretorischen Prozesse bar?

Man kann kaum daran zweifeln, dass unter normalen Verhältnissen der Magen der Sitz bestimmter Empfindungen ist, d. h. dass seine innere Oberfläche einen gewissen Grad von taktiler Sensibilität besitzt. Diese Empfindungen sind im allgemeinen sehr schwach, und die meisten Menschen gewöhnen sich daran, ihnen im normalen Verlauf der Verdauung gar keine Beachtung zu schenken, sodass sie zu unbewussten Faktoren des allgemeinen Wohlgefühls und besonders der Freude am Nahrungsgenuss werden. Dass dem so ist, kann man z. B. daraus ersehen, dass das Hungergefühl gemeinhin auf den Magen bezogen wird. Andererseits hat wohl schon ein jeder Menschen getroffen, die genau und mit Behagen schilderten, wie sie einen guten Bissen oder einen

Schluck ihres Lieblingsgetränkes den ganzen Weg durch die
Speiseröhre bis zum Magen verfolgen konnten, besonders wenn
die Speise auf nüchternen Magen genossen wurde. Natürlich kann
der Gourmand, der seine Aufmerksamkeit beständig auf den Akt
des Essens richtet, schliesslich solche Gefühle deutlich wahrnehmen
und selbst zum Bewusstsein bringen, die bei anderen Leuten
normaler Weise durch andere Empfindungen und Eindrücke über-
täubt werden. Deshalb dürfen wir glauben, dass zur Freude
am Essen nicht nur diejenigen Reize der Mund- und Rachenhöhle
als Komponenten gehören, die bei der Scheinfütterung unserer
Tiere statthaben, sondern auch andere Empfindungen, welche durch
die Speise in weiteren Teilen des Verdauungstraktus einschliess-
lich bis zum Magen geweckt werden. Mit anderen Worten, die
Speise, die nur Mund und Rachen passiert, verursacht einen ge-
ringeren Genuss und ruft deshalb ein geringeres Appetitgefühl
hervor, als eine Speise, die den ganzen Weg bis zum Magen
durchläuft. Der Appetit, das leidenschaftliche Verlangen nach
Speise, ist ja natürlich eine sehr komplizierte Empfindung, und
zu seiner Bethätigung ist oft nicht nur das Bedürfnis des Organismus nach neuem Nährmaterial, sondern auch der Zustand voller
Gesundheit und ein reges Gesundheitsgefühl in allen Teilen des
Verdauungstraktus erforderlich. Deshalb ist es verständlich, dass
Kranke, die pathologische Empfindungen in diesen Organen besitzen und sich ihrer bewusst oder unbewusst erinnern, selbst
wenn diese Empfindungen nicht mehr vorhanden sind, keinen
Appetit, kein Verlangen nach Speise spüren. Den Neuropatho-
logen sind Fälle bekannt, wo Leute mit einer Anästhesie des
Magens an einer solchen Appetitlosigkeit litten; sie fühlten ihren
Magen nicht mehr, und dieses brachte sie gegen das Essen auf;
die Speisen fielen, wie sie sagten, in einen leeren, fremden Sack.
Ebenso kann man sich vorstellen, dass der Appetit bei einer
längeren Undurchgängigkeit der Speiseröhre verloren geht; die
Kranken vergessen gleichsam ihren Magen, und in diesen Fällen
könnte das direkte Einbringen von Speisen in den Magen nach
einer Operation zu einer plötzlichen Wiederkehr des Appetits
führen. Zur weiteren Illustration gestatte ich mir ein Beispiel

aus meinem persönlichen Leben anzuführen. Nach einer Erkrankung, die mit ephemärem, aber heftigem Fieber verlief, hatte ich, obgleich sonst vollkommen hergestellt, dennoch jedes Verlangen nach Speise eingebüsst. Es lag sogar etwas Kurioses in dieser vollkommenen Gleichgiltigkeit gegen das Essen. Vollkommen gesund, unterschied ich mich dadurch von den andern, dass ich mich mit Leichtigkeit jeder Speise enthalten konnte. Da ich fürchtete herunterzukommen, beschloss ich am zweiten, dritten Tage, den Appetit durch einen Schluck Wein zu beleben. Ich fühlte ganz genau das Herabgleiten in der Speiseröhre und im Magen und empfand buchstäblich momentan den Andrang starken Appetits. — Diese Beobachtung lehrt, dass die taktile Empfindung des Magens beim Eintreten der Speise den Appetit erwecken oder verstärken kann. Es ist bekannt, dass der Mangel an Nahrungsstoffen im Organismus, oder anders gesagt, sein Nahrungsbedarf, noch nicht sogleich und nicht immer zur Entstehung des Appetits, zum leidenschaftlichen Verlangen nach Speise führt. Wie oft geschieht es, dass schon die Stunde der gewohnten Mahlzeit geschlagen hat, Sie aber, in Ihrer Beschäftigung durch irgend etwas abgelenkt, nicht das geringste Verlangen nach Speise spüren. Allen ist es bekannt (und dieses ist sogar sprichwörtlich geworden), dass der rechte Appetit erst beim Essen erscheint. Wenn dies wahr ist, so kann unter Umständen der Anstoss zur Erweckung des Appetits im Magen, und nicht in der Mundhöhle, gegeben werden. Wenn wir oben von dem Verlangen nach Speise, als dem Erreger der sekretorischen Nerven des Magens, sprachen, so verstanden wir natürlich darunter das leidenschaftliche und bewusste Begehren nach Speise, das, was Appetit genannt wird, und nicht den Nahrungsmangel des Organismus, das latente Speisebedürfnis, das sich noch nicht in das konkrete leidenschaftliche Verlangen umgesetzt hat. Ein gutes Beispiel, dass sich diese Momente trennen lassen, bilden unsere Hunde bei der Scheinfütterung. Das Bedürfnis nach Nahrung bestand bei ihnen auch vor dem Versuch, der Saft jedoch begann erst dann zu fliessen, sobald sich dieses Bedürfnis zum leidenschaftlichen Verlangen gestaltet hatte. Deshalb ist es schon möglich, dass bei einigen

Hunden und bei einem gewissen Stadium der Karenz die Berührung der Magenschleimhaut durch beliebige Dinge, die mechanische Reizung des Magens, seine Dehnung durch hineingelegte Massen zum Erwachen des Appetits Anlass giebt; ist aber der Appetit erwacht, dann fliesst auch der Saft. Dies ist der dritte Grund, weshalb der alte Versuch mit dem mechanischen Reiz für wirksam gehalten wurde. Dieser Gesichtspunkt würde gewissermassen zu einer Versöhnung zwischen meiner Behauptung der Unwirksamkeit des mechanischen Reizes und dem allgemeinen Glauben an ihn führen. Auch ich gebe also zu, dass mechanische Reize zuweilen die Arbeit der Magendrüsen hervorrufen können, jedoch nicht direkt, durch einen einfachen physiologischen Reflex, sondern indirekt, nachdem sie zuerst die Vorstellung von der Speise geweckt und belebt und damit das leidenschaftliche Verlangen hervorgerufen haben. Ich hoffe, dass dieses den Gegenstand keineswegs verwirrt, und nur die plumpe, frühere Erklärungsweise unserer Thatsache von ihrer genauen und konkreten Analyse unterscheiden hilft. Natürlich könnte man auch diese Ausführung, die bei uns einen mehr oder weniger hypothetischen Charakter trägt, der experimentellen Prüfung unterwerfen; dazu brauchte man nur die Wirkung zu vergleichen, die die Scheinfütterung bei ösophagotomierten Hunden und bei Hunden mit der einfachen Magenfistel besitzt.

Sechste Vorlesung.

Die chemischen Erreger des Innervationsapparates der Magendrüsen. — Rechtfertigung der Methode des isolierten Magenblindsacks; der Angriffsort der chemischen Erreger. — Historisches.

Meine Herrn! In der letzten Vorlesung hatten wir festgestellt, 1) dass die psychische Erregung trotz ihrer Bedeutung nicht der einzige Quell der Sekretion des Magensaftes ist, und 2) dass die mechanischen Eigenschaften der Speise an und für sich unfähig sind, unmittelbar eine Sekretion von Magensaft hervorzurufen. Um die Frage zu beantworten, was denn in der Magenhöhle sekretionserregend wirkt, muss man sich den chemischen Eigenschaften der Speise zuwenden. Unsere hierher gehörigen Versuche sind grösstenteils am Hunde mit dem isolierten Magenblindsack angestellt worden. Die flüssigen Substanzen, die zu prüfen waren, wurden anfangs durch die Magensonde, später, als dem Tiere auch

eine Fistel des grossen Magens angelegt war, direkt durch diese
eingeführt. Augenscheinlich ist die letztere Art der Einführung
unvergleichlich besser, als die erstere, denn sie birgt viel weniger
Fehlerquellen in sich und ist für den Experimentator weniger
mühsam. Die Einführung der Magensonde kann für das Tier von
unangenehmen, selbst schmerzhaften Empfindungen begleitet sein,
die so oder anders den sekretorischen Prozess beeinflussen können.
Beim Sondieren werden oft Brechbewegungen ausgelöst, denen
man einen gewissen Einfluss auf die Arbeit der Drüsen nicht
absprechen kann. Trotz aller Vorsicht gelangen beim Heraus-
ziehen der Sonde doch oft ein paar Tropfen der eingegossenen
Flüssigkeit auf die Schleimhaut des Mundes; diese Tropfen können
beim Hunde die Vorstellung der Speise wachrufen. Alles dieses
wird natürlich bei einer Fistel des grossen Magens vermieden; man
kann durch sie die nötigen Substanzen selbst während des Schlafes
der Tiere einführen, ohne sie zu wecken; ausserdem kann man nicht
nur Flüssigkeiten, sondern auch konsistentere Stoffe einbringen.

Es war am natürlichsten die Untersuchung mit dem einfachsten und seiner Verbreitung nach wichtigsten Bestandteil der
Nahrung zu beginnen, mit dem Wasser. Wirkt das Wasser erregend auf die Magendrüsen? Aus einer langen Reihe von Versuchen haben wir die Überzeugung gewonnen, dass dies der Fall
ist. Wenn wir unserem Hunde mit dem doppelten Magen 400
bis 500 ccm Wasser in den grossen Magen einführten, so erhielten
wir immer eine, wenn auch geringe, Absonderung von Magensaft
(Dr. Chigin). Die Beständigkeit dieses Resultates und besonders
die Konstanz der sezernierten Saftmenge zeugten davon, dass hier
keine zufälligen Momente, besonders vonseiten der Psyche, mit-
spielten. Wir verfügen jedoch noch über andere ältere und neuere
Versuche, die jeden Zweifel an der erregenden Wirkung des
Wassers ausschliessen. Schon Heidenhain hatte gezeigt, dass
eine Absonderung aus dem nach seiner Methode isolierten Magenblindsack beginnt, sobald Wasser in den grossen Magen eingeführt wird. Dieselben Erscheinungen hat später auch Professor
Ssanozki beobachtet. An einem solchen Magen ist, wie wir
schon früher sagten, dank der Durchschneidung der Vagusfasern

die Möglichkeit einer psychischen Erregung der Sekretion ausgeschlossen. Bei Hunden, denen die Nervi vagi unterhalb des Zwerchfelles durchschnitten waren, hat Dr. Jürgens niemals Magensaft bei der Scheinfütterung fliessen gesehen, jedoch eine unzweifelhafte Sekretion beobachtet, sobald er Wasser in den Magen goss. Endlich habe ich selbst diese durch Wasser eingeleitete Sekretion beständig an Hunden mit am Halse durchschnittenen Nn. vagi gesehen, als es mir gelang, die Tiere durch besondere Massregeln viele Monate lang gesund zu erhalten. Somit ist das Wasser ein chemischer Erreger der Magensekretion, jedoch ein schwacher Erreger. Wenn man dem Hunde mit dem isolierten Magen nicht 500, sondern blos 100—150 ccm Wasser in den grossen Magen eingiesst, so kann man sehr oft, etwa in der Hälfte der Fälle, auch nicht die geringste Sekretion konstatieren. Also nur eine längere und sich auf viele Punkte der Magenschleimhaut erstreckende Einwirkung des Wassers giebt ein beständiges positives Resultat. Wir bemerken beiläufig, dass das Fehlen der Nn. vagi, die ja zur Übertragung des psychischen Einflusses auf die Magendrüsen notwendig sind, die erregende Wirkung des Wassers auf dieselben Drüsen nicht verhindert. Andererseits können die sekretorischen Fasern des Sympathicus, deren Existenz beinahe gewiss ist, die Vagusfasern bei der Fortleitung des psychischen Einflusses nicht vertreten. So haben wir das interessante Faktum vor uns, dass sekretorische Fasern, die in verschiedenen Nerven verlaufen, verschiedenen physiologischen Dienst zu erfüllen haben. Weshalb wirkt das Wasser als Erreger? Es bedarf ja doch keiner Verdauungssäfte. Der Hauptgrund liegt, wie wir glauben, darin, dass durch das Wasser in Fällen, wo z. B. kein psychischer Saft da ist, der Anstoss zur sekretorischen Arbeit des Magens gegeben wird. Solche Fälle können sich bei Appetitmangel ereignen, oder bei Erkrankungen des nervösen Apparates, der den psychischen Impuls dem Magen übermittelt. Das Wasser ist in der Natur ungemein weit verbreitet, und der Instinkt nach Wasser, der Durst, ist noch dringender und hartnäckiger, als das Verlangen nach fester Speise. Wenn jemand eine trockene Speise ohne Appetit genossen hat, so wird ihn der Durst veranlassen, etwas

nachzutrinken. Und diese Flüssigkeit genügt, um der sekretorischen
Arbeit des Magens Beginn und Fortsetzung zu sichern. Dass
zuweilen, wenn Wasser allein getrunken wird, die Saftsekretion
sozusagen ohne Verwendung bleibt, ist nicht von Belang und
kann nicht als ernster Einwand gegen unsere Erklärung gelten.
Erstens ist, wie wir schon gesagt haben, die durch Wasser ver-
ursachte Sekretion an und für sich nicht bedeutend, und zweitens
kann ja auch der reichliche psychische Saft zuweilen auf leeren
Magen sezerniert werden, z. B. dann, wenn wir lebhaft essen
wollen, es aber irgend welcher Gründe wegen nicht können. Und
doch lässt uns dieses nicht an dem hohen physiologischen Wert
des psychischen Saftes zweifeln.

Die Reizwirkung des Wassers auf die Magendrüsen müssen
wir im Auge behalten, wenn wir andere Stoffe in dieser Hinsicht
prüfen: wir dürfen die Wirksamkeit ihrer wässerigen Lösung nur
mit der Wirkung gleicher Quantitäten Wasser vergleichen.

Nächst dem Wasser wurden verschiedene anorganische Ver-
bindungen geprüft, die entweder Bestandteile der Nahrung bilden,
oder in der ärztlichen Praxis Anwendung finden. So wurden zu
wiederholten Malen, und zwar bis die Ergebnisse die gewünschte
Klarheit und Sicherheit erlangt hatten, die Aschebestandteile des
Fleisches und ausserdem Chlornatrium, Soda und Salzsäure untersucht (Dr. Chigin). Es stellte sich heraus, dass alle diese Stoffe
mit Ausnahme der Soda gar keine Wirkung auf den sekretorischen
Apparat des Magens ausübten; d. h. ihre wässerigen Lösungen wirkten wie Wasser; der Soda mussten wir sogar eher eine hemmende
Wirkung zuerkennen. Keine einzige der angewandten Sodalösungen
von 0,05 bis 1% vermochte, wenn sie in der Menge von 150 ccm
in den grossen Magen eingebracht wurde, auch nur einen Tropfen
Saft aus dem kleinen Magen zu treiben; es floss höchstens Schleim
heraus. Somit hatte die Gegenwart der Soda im Wasser die
safttreibende Wirkung des letzteren herabgesetzt. Diese Thatsachen
verdienen eine grosse Beachtung sowohl wegen ihres klinischen
Interesses, als auch besonders aus physiologischen Gründen, auf
die wir jedoch erst später zurückkommen werden.

Demnächst schien es besonders interessant, die Wirkung der
sogenannten Nahrungsstoffe zu untersuchen, d. h. der Kohlen-
hydrate, Fette und Eiweisskörper. Ohne vorläufig die unlöslichen
Stärkekörper und Fette zu besprechen, wenden wir uns den löslichen Eiweisssubstanzen zu. Es schien ja a priori, dass wenn der
Magensaft vornehmlich dazu bestimmt ist, die Eiweisskörper zu
bearbeiten, diese sich auch als wirksame chemische Erreger der
Magenschleimhaut erweisen werden. Wie erstaunt waren wir
jedoch, als wir dem Magen unseres Hundes flüssiges Eiereiweiss, unverdünnt oder zur Hälfte mit Wasser versetzt, einver-
leiben konnten, ohne eine grössere Sekretion zu erhalten, als
gleich viel Wasser verursacht hätte. Da uns dieses sonderbar erschien, wurde der Eiweissversuch so oft wiederholt, dass gar kein
Zweifel an seiner Richtigkeit bestehen kann. Dieses Ergebnis
hat später Prof. R j a s a n z e f f in unserem Laboratorium verwertet,
um zu untersuchen, auf welche Weise das in den Verdauungskanal eingeführte Eiweiss die Stickstoffausscheidung im Harn beeinflusst: denn es ruft ja keine Verdauungsarbeit hervor. Es ist
dies überhaupt ein gänzlich unerwartetes Faktum, denn schwerlich
wird sich ein Physiologe oder Arzt finden, der auf die Frage,
was mit dem in den Magen durch die Sonde eingeführten Eiweiss
geschieht, nicht antworten würde: „natürlich wird es vom Magensaft verdaut, dessen Sekretion es veranlasst".

Ein positives Resultat der chemischen Erregung der Magenschleimhaut erhielten wir, als wir ein Peptonfabrikat der Firma
C h a p o t e a u in den Magen einführten. Die Versuche mit diesem
Präparate ergaben, so oft sie wiederholt wurden, stets einen bedeutenden sekretorischen Effekt. Versuche, die mit einem anderen,
von S t o l l und S c h m i d t in St. Petersburg bezogenen Präparate
angestellt wurden, lieferten jedoch ein gänzlich negatives Resultat,
d. h. die Peptonlösungen wirkten wie Wasser. Dr. D z i e r z g o w s k i
hat im Laboratorium von Prof. v. N e n c k i beide Peptonpräparate
zu besonderen Zwecken untersucht und uns freundlichst mitgeteilt,
dass das Pepton von C h a p o t e a u bis 50% echten Peptons ent-
hielt, das Pepton von S t o l l und S c h m i d t hingegen beinahe
ganz aus Albumosen und nur zum kleinsten Teil aus Pepton be-

stand. Der Vergleich dieses chemischen Resultates mit der physiologischen Wirkung verleitete uns und Dr. Chigin zur Annahme, dass das Pepton der gesuchte chemische Erreger des neuroglandulären Apparates des Magens sei. Jedoch erwies sich bei der weiteren Prüfung diese Annahme als irrtümlich. Denn weder reines Pepton, noch die Verdauungsprodukte, die bei der Einwirkung starken und reinen Magensaftes auf Rohfibrin erhalten wurden, zeigten eine konstante Wirkung.

Hingegen erwiesen sich Fleischbrühe, Fleischsaft und Lösungen von Fleischextrakt als konstante und energische Erreger des sekretorischen Prozesses im Magen. Hiernach schien es natürlich, zu glauben, dass im Pepton Chapoteau dieselben Substanzen die Wirkung auf die Magendrüsen veranlassten, die auch in den ebengenannten Produkten enthalten sind.

Die Versuche mit diesen Produkten, besonders mit Lösungen von Fleischextrakt zählen bereits nach Zehnern. (Dr. Lobassoff.) Ich führe einen derselben als Beispiel an: Durch die Fistel werden 150 ccm Wasser, in denen 10 g von Liebigs Fleischextrakt gelöst sind, in den grossen Magen gegossen. Der erste Tropfen zeigt sich 13 Minuten nach der Einführung der Flüssigkeit. Im Verlauf der ersten Stunde werden 5,3 ccm mit der Verdauungskraft 4,25 mm abgesondert; in der zweiten Stunde 2,6 ccm mit der Verdauungskraft 4,0 mm. — Oft wurden diese Versuche am schlafenden Tiere gemacht, hierbei musste natürlich Trichter und Gummischlauch zum Eingiessen der Flüssigkeit schon früher mit der Magenfistel verbunden sein. — Die Natur der chemischen Erreger bleibt bis jetzt noch unaufgeklärt; dadurch wird jedoch die Realität und Bedeutung des Faktums keineswegs geschmälert. Die einzelnen Extraktivstoffe, wie Kreatin, Kreatinin u. s. w. wurden unwirksam befunden. Vorläufig wissen wir nur (aus Versuchen von Dr. Lobassoff), dass, wenn man Liebigs Fleischextrakt mit absolutem Alkohol extrahiert, die wirksamen Körper grösstenteils im Rückstande zurückbleiben. Wir dürfen hoffen, dass eine genauere Trennung der Bestandteile des Fleischextrakts uns end-

lich auf die Spur dieser vorläufig uns unbekannten chemischen
Erreger der Magensekretion führen wird.

Somit haben wir neben dem Wasser noch einen anderen
wirksamen chemischen Erreger in den Extraktivstoffen des Fleisches
gefunden. Milch und eine Lösung von Gelatine in Wasser sind
auch unmittelbare chemische Erreger der Magensekretion. Es
bleibt vollkommen dunkel, was hier das wirksame Agens ist; ob
in diesen Substanzen, wie im Fleisch, etwas direkt, ohne weitere
Vorbereitungen, Erregendes enthalten ist, oder ob sich das wirksame Agens erst im Lauf der Verdauung bilden muss, nachdem das
Wasser bereits eine Sekretion eingeleitet hat, oder endlich ob es
unter dem Einfluss irgendwelcher Veränderungen dieser Substanzen
entsteht? Dann müsste man aber annehmen, dass sich das Eiereiweiss vor den Bestandteilen der Milch und Gelatine durch eine
grosse Stabilität auszeichnet, denn die durch Wasser angeregte
Absonderung genügt nicht, es so weit zu verändern, dass es nun
die Magendrüsen selbständig reizen könnte.

Die übrigen Nahrungsstoffe, wie Stärke und Fett, erwiesen
sich bei Dr. Chigin als nicht erregend. Gekochte oder ungekochte
Stärke in verschiedenen Proportionen mit Wasser versetzt, wirkte
nicht mehr, eher weniger, als einfaches Wasser. Dasselbe müssen
wir vom Trauben- und Rohrzucker sagen. Die Eigenschaft der
Stärke, als chemischer Erreger unwirksam zu sein, wurde zur
Grundlage des folgenden interessanten Versuchs (Dr. Lobassoff).
Eine Lösung von Liebigs Fleischextrakt ist, nach der Saftmenge
beurteilt, ein Erreger mässigen Grades; dieses mag seinen Grund
darin haben, dass die Lösung den Magen, dessen Oberfläche
sie ja spezifisch reizen soll, zu schnell verlässt. Man konnte erwarten, dass, wenn man die Bestandteile des Fleischextrakts durch
irgend etwas länger im Magen aufhalten könnte, er eine grössere
Menge Saftes zutage fördern würde. Als wir nun Stärke mit einer
Fleischextraktlösung verkleisterten und die erkaltete Masse in
Stücke geschnitten in den Magen legten, erhielten wir in der
That, wie es unserer Berechnung entsprach, doppelt so viel Saft,
als von der gleichen Menge Fleischextrakt in einfach wässriger
Lösung.

Ich führe den Versuch an:

Stunden.	Saftmenge.		Verdauungskraft.	
1.	2,8	ccm	5,0	mm
2.	2,2	„	5,0	„
3.	2,8	„	6,25	„
4.	1,8	„	5,88	„
5.	1,2	„	6,25	„
6.	0,6	„		
7.	0,7	„	6,5	„
8.	0,2	„		
Im ganzen	12,3	„	6,0	„

Dieser Versuch ist auch deshalb interessant, weil er eine stillschweigend von uns gemachte Voraussetzung wesentlich stützt, dass nämlich alle bislang untersuchten Stoffe das Nervensystem durch einen reflektorischen Reiz der Schleimhaut beeinflussen, und nicht etwa dadurch wirksam werden, dass sie ins Blut resorbiert, das Nervensystem der Drüsen, oder die Drüsen selbst, unmittelbar reizen. Es ist ohne weiteres klar, dass wenn das Fleischextrakt durch das Blut wirken würde, es in Lösung viel wirksamer sein müsste, als in einer an Stärke gebundenen und deshalb schwerer resorbierbaren Form.

Besonders genau sind die vegetabilischen und animalischen Fette untersucht worden. Sie sind an unserem Hunde mit dem isolierten kleinen Magen, an Hunden mit Magenfistel und Ösophagotomie, endlich an einem Hunde geprüft worden, der schon seit vielen Monaten die Vagusdurchschneidung am Halse überlebt hatte. In allen diesen Fällen wurde das Fett unmittelbar, d. h. mit Ausschluss des Essaktes, in den Magen eingeführt; das Resultat war stets ein negatives.

Mithin haben bei gesonderter Untersuchung die meisten Nahrungsstoffe eine erregende Wirkung auf die Absonderung des Magensafts vermissen lassen; zu der Minderzahl, die ein positives Resultat gab, gehört das Wasser und noch unbekannte wasserlösliche Bestandteile des Fleisches.

Von diesen Versuchen mit einfachen Substanzen wollen wir jetzt zu Versuchen übergehen, wo wir unter Ausschluss des Fressaktes verschiedene Sorten der gewöhnlichen Nahrungsmittel in den Magen einführten; wir wollen sehen, wie sich die Wirkung der zusammengesetzten Nahrung aus den erörterten elementaren Einzelwirkungen kombiniert, und inwieweit sie sich daraus erklären lässt.

Wenn in den grossen Magen unseres Hundes unbemerkt grössere Mengen zermahlenen rohen Fleisches gelegt werden, so beginnt, wie dieses schon in der fünften Vorlesung gesagt war, die Sekretion des Saftes frühestens nach 15 bis 30 Minuten. Ich will eine Einrichtung nicht unerwähnt lassen, die wir ersannen, um das Fleisch in den Magen zu bringen (Dr. Lobassoff). Wenn man nämlich das Fleisch stückweise in die Fistel legt, so errät der Hund, was mit ihm geschieht, und dieses kann natürlich zur psychischen Erregung der Sekretion führen. Zuweilen schläft zwar der Hund, doch weckt ihn die Prozedur des Hineinthuns der Speise immer auf und wird nun bei wachem Zustande des Tieres zu Ende geführt. Um diese Übelstände zu vermeiden, stopfen wir das in der Hackmaschine zerkleinerte Fleisch in eine weite Glasröhre, führen die letztere, während der Hund schläft, sachte in das Fistelrohr ein und stossen das Fleisch mit einem Kolben in den Magen. Wenn nun der Hund aufwacht, so kann er nicht mehr erraten, was mit ihm vorgegangen ist, denn alles ist schon zu Ende, und deshalb schläft er auch gleich wieder ein. Auch unter diesen Umständen ruft das Fleisch stets eine Sekretion hervor. Nach dem, was im Anfange dieser Vorlesung gesagt wurde, liess sich diese Erscheinung erwarten und leicht begreifen. Offenbar bilden chemische Körper, die im Fleischsaft gelöst enthalten sind, die Hauptursache der jetzt beginnenden Sekretion. Dr. Lobassoff, der sich mit dieser Frage beschäftigte, hat viele Modifikationen des beschriebenen Versuches angestellt, um unsere Schlussfolgerung zu unterstützen. So hat er z. B. das Fleisch während mehrerer Tage gehörig ausgekocht und konnte sich überzeugen, dass es nunmehr bei Einbringung in den Magen eine sehr schwache oder gar keine sekretorische Wirkung entfaltete. Man brauchte jedoch blos etwas

Liebigs Fleischextrakt zum versottenen Fleische hinzuzufügen, um
die Wirkung wieder herzustellen, die dem rohen Fleische eigen war.
Wenn man analoge Versuche mit Brot oder mit gekochtem
Eiereiweiss vornimmt, d. h. diese Nahrungsmittel bei völligem
Ausschluss des psychischen Momentes in den Magen einführt, so
erhält man, wie schon früher gesagt war, ein negatives Resultat:
sie bleiben zwei, drei Stunden (d. h. solange sich die Beobachtung
ausdehnt) im Magen liegen, ohne die Drüsen im geringsten zu
erregen. Wir dürfen vermuten, dass diese unerwartete Erscheinung
einerseits durch die ungünstige physikalisch - chemische Struktur
der Speisen bedingt ist (Bindung des Wassers); andererseits,
dass ihnen unmittelbare chemische Erreger wirklich fehlen. Wir
erinnern an die negativen Ergebnisse der Versuche mit flüssigem Eiweiss und fügen hinzu, dass nach Dr. L o b a s s o f f wässerige
Infuse von Brot die Magendrüsen nicht stärker erregen, als gleiche
Mengen Wasser.

Dürfen wir uns mit diesen Resultaten zufrieden geben? Liefern
sie uns eine vollständige Erklärung des Sekretionsverlaufs bei der
normalen Ernährung? Offenbar nein! Im Falle der Fleischnahrung
darf die Sachlage als ziemlich klargelegt betrachtet werden; die
Absonderung wird hier teils durch das psychische Moment, teils
durch die eigenen chemischen Erreger des Fleisches veranlasst;
unklar liegen jedoch die Verhältnisse beim Brot und beim gekochten Eiereiweiss. Hier ist nur die erste Sekretionsperiode,
welche ihren Ursprung im psychischen Moment besitzt, erklärt; die
weitere Periode jedoch, welche nach den ersten drei, vier Stunden
beginnt, entspringt einem unbekannten Mechanismus, da nur ein
Teil des sezernierten Saftes durch uns bekannte Momente gedeckt
werden kann. Um die Bedeutung dieser Frage besser hervortreten
zu lassen, bitte ich Sie, die Versuche mit gefressenem und ein-
gelegtem Stärkekleister zu vergleichen. Wie ich schon früher
sagte, ruft reiner Stärkekleister bei der Einführung in den Magen
keine nennenswerte Sekretion hervor, während er, vom Tiere gefressen, eine 2—3 Stunden lange Absonderung herbeiführt. Die
aufmerksame Betrachtung dieser Versuche legt bald ihren Mechanismus klar. Die Saftmenge, die in dem zweiten Falle sezerniert

wird, lässt sich vollständig durch die „psychische" Sekretion
decken, deren Ergiebigkeit wir in den Scheinfütterungsversuchen
kennen gelernt haben. Diese Übereinstimmung vermissen wir
aber in dem Falle, wenn Brot oder gekochtes Eiereiweiss genossen wird. Nur die Hälfte oder ein Drittel des darauf sezernierten Saftes. kann man auf Rechnung des psychischen Momentes
stellen; der Ursprung des übrigen Teils bleibt noch zu ergründen.
Dass es in der That noch einen anderen Ursprung, einen anderen
Erreger geben muss, folgt z. B. daraus, dass der Saft der zweiten
und dritten Stunde nach Eiweissgenuss keine besonders hohe
Verdauungskraft zeigt, während der psychisch hervorgerufene Saft,
wie schon gesagt, zu den wirksamsten Sorten gehört. Am natürlichsten klingt die Annahme, dass bei der Bearbeitung des Brots
und des Eiweisses durch den psychisch hervorgerufenen Saft schon
im Anfang der Verdauung ein chemisches Agens entsteht, welches
den neurosekretorischen Apparat des Magens in Thätigkeit versetzt.
Wahrscheinlich sind es Verdauungsprodukte, gleich oder ähnlich
den Stoffen, die beim Fleisch die Rolle der Erreger spielen.

Zu Gunsten dieser Auffassung der Versuchsergebnisse können
wir experimentelle Daten anführen. Wenn man dem Magen eines
Hundes, der Eiereiweiss genossen hat, die flüssigen Verdauungsprodukte entnimmt und sie direkt in den grossen Magen unseres
Hundes mit dem isolierten Blindsack einführt, so ergiebt sich
eine bedeutend konstantere und auch stärkere safttreibende Wirkung als von der gleichen Menge Wasser oder flüssigen Eiweisses.
(Dr. Lobassoff.) Jedoch kann die Bildung dieser Produkte
nicht sehr ergiebig sein, denn nach Ablauf der psychischen
Sekretion, die 2—3 Stunden dauert, wird die stündliche Saftmenge nach dem Genusse von Brot oder Eiweiss recht spärlich.
Weiter wird unsere Erklärung durch den folgenden Versuch gestützt: wenn im Magen bereits eine Sekretion besteht, die entweder psychisch oder durch die letzte Verdauung hervorgerufen
war, so folgt der unbemerkt gebliebenen Einführung von flüssigem Eiweiss stets eine erhebliche Steigerung der Sekretion.
(Dr. Chigin.) Wie sollte man diese Erscheinung verstehen,
wenn man nicht voraussetzt, dass bei der beginnenden Eiweiss-

verdauung ein die Schleimhaut reizender Körper entsteht? Dieselbe Erklärung, die wir für Brot und Eiweiss gegeben haben, dürfen wir auch auf die Eiweissstoffe des Fleisches ausdehnen und annehmen, dass ein Teil der chemisch reizenden Körper im Fleische präexistiert, der andere aber erst während der Verdauung gebildet wird.

Diese Untersuchung macht uns mit einer ganz speziellen und sehr wichtigen Aufgabe des psychischen oder Appetitsaftes bekannt. Beim Fleisch unterstützt dieser Saft sehr wesentlich den präexistierenden Erreger und bedingt hierdurch eine raschere Verdauung, verkürzt die Aufenthaltszeit des Rohprodukts im Verdauungskanal. Bei anderen Nahrungsmitteln, wie z. B. beim Brot, ist dieser Saft eine unerlässliche Bedingung dafür, dass überhaupt eine Verdauung stattfindet. Wenn Brot oder Eiereiweiss ohne Appetit genossen, gleichsam unbemerkt dem Magen einverleibt werden, so bleiben sie dort lange Zeit wie Steine liegen, ohne die leiseste Andeutung einer Verdauung zu zeigen. In diesen Fällen ist der Appetitsaft der einzige Initiator des sekretorischen Prozesses und zugleich die notwendige Bedingung seiner Fortsetzung, denn wenn die Verdauung dieser Speisen ·unter seiner Beihilfe eingeleitet ist, so kann sie spontan fortgehen. Der psychische Saft dient hier gleichsam als Zündstoff, welcher den Ofen in Brand bringt, deshalb hat ihn auch Dr. Chigin den „Zündsaft" genannt. Deshalb wahrscheinlich besitzt auch der psychische Saft bei jeder Speise eine gleichmässige, mehr oder minder hohe Verdauungskraft.

Es ist klar, dass wenn Brot oder Eiweiss ohne Appetit genossen werden, Wasser oder noch besser Fleischbrühe und Fleischextrakt die Rolle des Zünders spielen können. Ich hatte Gelegenheit, alle diese Ergebnisse in praxi zu verwerten und auf diese Weise zu prüfen, ob unsere Analyse des sekretorischen Prozesses richtig sei. Bei Gelegenheit dieser Vorlesungen musste ich meinen früheren Versuch über den Einfluss der Vagusdurchschneidung auf den sekretorischen Effekt der Scheinfütterung wiederholen und erhielt hierbei einen Hund mit einer tief zerrütteten Magenverdauung, was ich auch nach eigener Erfahrung und nach den Mitteilungen anderer

Autoren, besonders Ludwig und Krehl, erwartet hatte. Ich beschloss, der Verdauung unseres Tieres auf Grundlage der neuen Daten zu Hilfe zu kommen. Da bei Hunden mit durchschnittenen Vagi die psychische Sekretion des Magensafts vollständig und auf immer sistiert ist, so suchte ich diesen fehlenden Mechanismus durch einen anderen zu ersetzen. Wir spülten den Magen vor jeder Fütterung des Hundes aus, führten 200—300 ccm Fleischbrühe ein und warteten, bis sie stark sauer wurde, d. h. bis die Magendrüsen in energische Thätigkeit geraten waren. Erst dann legten wir feste Speisen in den Magen. Dadurch erreichten wir, dass die Speise, die sonst anfing zu faulen, nun befriedigend verdaut wurde.

Bis jetzt haben wir bei der Besprechung des sekretorischen Prozesses beinahe ausschliesslich die Menge des für die verschiedenen Speisen sezernierten Saftes in Betracht gezogen. Aus der zweiten Vorlesung wissen wir jedoch, dass bei den verschiedenen Sorten der Speise auch die Qualität des Saftes verschieden ist. Wodurch wird dieser Wechsel hervorgerufen? Wie schon mehrfach erwähnt, besitzt der psychische Saft bei allen Speisearten eine gleichmässig hohe Verdauungskraft. Folglich muss die Verschiedenheit des Verdauungsvermögens des Saftes, der in den späteren Stunden nach Genuss der Speise sezerniert wird, in einer ungleichen chemischen Wirkung der verschiedenen Speisen begründet sein.

In unserer Untersuchung gingen wir von der Thatsache aus, dass auf Brot ein viel stärkerer Saft sezerniert wird, als auf Fleisch. Worauf mochte dieser Unterschied begründet sein? Es war eine Reihe von Vorraussetzungen möglich. Es konnten die physikalischen Eigenschaften der Speise, oder die spezielle Natur der Eiweisskörper des Brotes und des Fleisches, oder endlich im Brot die Verquickung des Eiweisses mit Stärke von Bedeutung sein. Die erste Voraussetzung liess sich leicht ausschliessen: Fleisch kann man dörren, Brot im Gegenteil anfeuchten, ohne dass sich das Verhältnis des Verdauungsvermögens der Säfte ändert. (Dr. Chigin.) Sodann wurde die dritte Voraussetzung geprüft. (Dr. Lobassoff.) Wir vermengten Fleisch und reinen Stärkekleister in solchen Proportionen, wie Eiweiss und Stärke im

Brot enthalten sind, gaben dieses künstliche Brot unserem Hunde
zu fressen und erhielten in der That einen Saft von solcher Verdauungskraft, wie er auf das natürliche Brot ergossen wird.

Stunden.	200 g Brot. Versuch vom 25. Mai 1894. (Dr. Chigin.)		Gemenge von 100 g Stärke, 100 g Fleisch und 150 ccm Wasser. Versuch vom 10. Mai 1895. (Dr. Lobassoff.)	
	Saftmenge.	Verdauungskraft.	Saftmenge.	Verdauungskraft.
1.	11,9 ccm	5,22 mm	13,5 ccm	7,88 mm
2.	4,1 „	8,25 „	11,0 „	7,0 „
3.	5,7 „	6,69 „	8,9 „	6,13 „
4.	4,5 „	3,56 „	4,9 „	5,63 „
5.	4,1 „	3,62 „	4,3 „	5,0 „
6.	1,6 „	4,80 „	1,9 „	6,5 „
7.	1,8 „	5,50 „	1,2 „	6,0 „
8.	0,8 „	5,62 „	—	—
9.	0,6 „	—	—	—
Im ganzen	35,1 „	6,12 „	45,8 „	6,75 „

Die glänzende Bestätigung der dritten Voraussetzung enthob
uns der Notwendigkeit, die zweite besonders zu prüfen. Obgleich
sich das Versuchsresultat oft wiederholte, und wie mir scheint
eine wichtige Bereicherung unseres Gebietes bildet, bedarf doch
der Mechanismus · seiner Entstehung noch einer weiteren Untersuchung. Die Kombination der Stärke mit den Eiweisskörpern
des Fleisches kann auf verschiedene Weise wirksam werden. Man
kann sich vorstellen, dass der Kleister, ohne die sekretorische (s.
str.) Innervation zu beeinflussen, die trophische stark erregt; doch
ist auch eine andere Erklärung denkbar. Wir wissen schon aus
der zweiten Vorlesung, dass bei Fleischgenuss der Saft von der
zweiten Stunde an stetig verdauungsschwächer und erst gegen
Schluss der Absonderung wieder konzentrierter wird. Da der psychische Saft, den wir in der ersten Stunde nach dem Nahrungs-
genusse vor uns haben, immer eine mehr oder weniger bedeutende
verdauende Kraft besitzt, so muss das Abfallen der verdauenden

Kraft in der zweiten Stunde auf die Wirkung der chemischen Erreger des Fleisches bezogen werden. Wenn dem so ist, so könnte der dem Fleisch beigemengte Kleister irgendwie die Wirkung der Fleischbestandteile hemmen, welche die verdauende Kraft des Saftes herabsetzen. Obgleich das Material unseres Laboratoriums noch keine sichere Entscheidung dieser Frage erlaubt, so müssen wir es doch schon als Fortschritt ansehen, dass wir sie aufwerfen und experimentell in Angriff nehmen können.

Wie dem auch sei, wir haben hier ein neues Faktum vor uns: ein Stoff, der an und für sich keine Sekretion von Magensaft zu erregen vermag, kann, wenn er mit den erregenden Stoffen des Fleisches kombiniert wird, die Arbeit der Drüsen in schroffer und eigentümlicher Weise abändern.

Mit der eben erörterten Frage, wie die Stärke auf die Sekretion des Magensaftes einwirke, steht die Frage nach der gleichen Wirkung des Fettes in einem natürlichen Zusammenhange. Wie die Stärke ergiebt auch das Fett bei unmittelbarer Prüfung gar keine Einwirkung auf die Magendrüsen, daraus folgt aber nicht, dass es wirkungslos bleibt, wenn es als Vorgänger und Begleiter anderer Nahrungsmittel im Verdauungskanale erscheint. Bei der genaueren Untersuchung der Wirkung des Fettes trat eine neue und für die Kenntnis des sekretorischen Prozesses wichtige Thatsache ans Licht, ebenso wie die Untersuchung der Kombination der Stärke mit Fleisch uns das interessante Faktum einer Einwirkung der Stärke auf die Eigenschaften des Saftes gebracht hatte.

Wenn man unserem Hunde 100 ccm Oleum provinciale durch die Sonde oder durch die Fistel in den grossen Magen eingiesst, wobei, wie Sie schon wissen, gar keine Sekretion erfolgt, und eine halbe bis eine Stunde später dem Hunde seine gewöhnliche Ration von 400 gr Fleisch zu fressen giebt, so erhält man einen ganz anderen Verlauf der Sekretion des Magensaftes, als wenn man dieselbe Speise, jedoch ohne vorherige Ölgabe, reichen würde. (Dr. Chigin.) Anstatt der gewöhnlichen 5—10 Minuten müssen wir jetzt ½ bis 1 Stunde auf den Anfang der Sekretion warten. Endlich beginnt die Absonderung, ist jedoch sehr gering; 2—3 Stunden hindurch erhalten Sie 3—5 ccm statt der gewöhnlichen

10—15, und erst viel später erscheinen solche Quantitäten Saft, die den normalen entsprechen. Eine ähnliche Entstellung der Sekretionskurve für Fleisch erhält man, wenn man das Fett sogleich nach dem Genusse des Fleisches in den Magen einführt; der Unterschied besteht blos darin, dass jetzt die Sekretion zur normalen Zeit nach der Fütterung und mit normaler Energie beginnt, und sich die Hemmung der Sekretion erst später kundgiebt. Endlich beobachtet man das nämliche Verhalten, wenn man dem Hunde mit Fett untermengte Speisen zu fressen giebt. In allen diesen Fällen (Versuche des Dr. Lobassoff) wird neben der Verminderung der Saftmenge auch eine Herabsetzung der verdauenden Kraft beobachtet. Ich führe einen dieser Versuche als Beispiel an und stelle zum Kontrast die normale Absonderung nach Fleischgenuss der durch das Fett alterierten gegenüber.

Normale Absonderung nach dem Genuss von 400 g Fleisch:

Stunden.	Saftmenge.	Verdauungskraft.	
1.	17,8 ccm	6,25 mm	
2.	13,8 „	4,5 „	
3.	12,0 „	3,75 „	
4.	8,5 „	3,38 „	u. s. w.

Absonderung bei derselben Ration, nachdem vorher 75 ccm Olivenöl 1½ Stunden im Magen verweilt hatten:

Stunden.	Saftmenge.	Verdauungskraft.	
1.	4,3 ccm	4,25 mm	
2.	5,3 „	3,0 „	
3.	4,5 „	1,75 „	
4.	3,8 „	1,75 „	u. s. w.

Es liegt hier eine neue und ganz frappante Thatsache vor: das Fett unterdrückt, es hemmt die normale Energie des sekretorischen Prozesses. Wie soll man diese Wirkung deuten? Wenn man unsere Versuchsordnung in Betracht zieht, d. h. berücksichtigt, dass die beobachtete Sekretion aus dem Magenblindsack erfolgt, so kann man sie auf zwei Arten erklären. Das Fett hemmt die Sekretion entweder in grob mechanischer Weise, indem es die Schleimhaut des grossen Magens umhüllt und die Erregung der Nervenendigungen verhindert, oder auf reflektorischem Wege, in-

dem es entweder die Hemmungsnerven der Drüsen reizt, oder
die Zentren der sekretorischen Nerven hemmt. Nach eingehender
Erwägung des Thatbestandes müssen wir hauptsächlich beim
zweiten Mechanismus der Fettwirkung stehen bleiben. Wie wir
schon oben bewiesen haben, beginnt nach dem Fleischgenusse die
sekretorische Thätigkeit immer mit dem psychischen Safte, d. h.
mit einer Absonderung zentralen Ursprungs, und gerade dieser
Saftfluss wird vor allem durch das Fett gehemmt, wie Sie es
deutlich an dem angeführten Versuche gesehen haben.

Angesichts der grossen Bedeutung der Hemmungswirkung
des Fettes waren wir (Dr. Lobassoff) bemüht, die Versuche
auf alle erdenkliche Art zu variieren. An einem gastro- und ösophagotomierten Hunde wurde eine kurz dauernde Scheinfütterung,
z. B. von einer Minute, vollzogen, die Zeit des Sekretionsbeginnes,
die Menge und Eigenschaften des Saftes genau festgestellt. Sodann
wurden demselben Hunde 50—100 ccm Öl in den Magen gegossen
und nach $^{1}/_{4}$—$^{1}/_{3}$ Stunde, oder auch später, die Scheinfütterung
in genau derselben Weise (hinsichtlich ihrer Dauer und der Menge
der verfütterten Nahrung) wiederholt. Zuweilen liessen wir unmittelbar vor der Scheinfütterung das Öl aus dem Magen herausfliessen; in anderen Fällen verblieb es auch während der Scheinfütterung im Magen. Die Absonderung des Saftes wurde in diesem
Falle durch ein weites von aussen geschlossenes Glasrohr beobachtet, das in das Fistelrohr eingestellt war. Der spezifisch
schwerere Saft musste sich hierbei natürlich auf dem Grunde des
Rohres ansammeln und wurde so sichtbar. In allen Fällen wurde ohne
Ausnahme eine bedeutende Abschwächung der psychischen Sekretion beobachtet; oft trat gar keine Absonderung ein, und wenn sie vorhanden war, so begann sie viel später, ergab viel weniger und viel
schwächeren Magensaft. Besonders überzeugend gestaltete sich der
Versuch am Hunde mit dem isolierten Magen und der Ösophagotomie.
Die Scheinfütterung dauerte 6 Minuten:

Stunden.	Saftmenge.	Verdauungskraft.
1.	4,0 ccm	
2.	1,0 „	4,75 mm
3.	0,5 „	

In den Magen werden 100 ccm Olivenöl eingegossen. Nach 30 Minuten eine Scheinfütterung von 6 Minuten. Im Verlauf zweier Stunden hat der Blindsack nichts sezerniert. Abermals eine Scheinfütterung von 6 Minuten. Im Verlauf einer Stunde werden 1,8 ccm Saft mit einer Verdauungsstärke von 4,0 mm gesammelt.

Es ist sehr interessant, dass eine lange dauernde Scheinfütterung die Hemmungswirkung des Fettes zu überwinden vermag. Wenn sogar ein so wirkungsvoller Erreger wie das psychische Moment durch das Fett abgeschwächt werden kann, um so mehr muss dieses für die Erreger gelten, die unmittelbar auf die Schleimhaut des Magens wirken. Ob hierbei die Bedeckung der Schleimhaut mit einer Fettschicht irgendwie zur Verminderung der Sekretion beiträgt, können wir auf Grund unseres Materials nicht mit Bestimmtheit sagen.

Die erörterte Wirkung des Fettes kann uns den anfänglich trägen Sekretionsverlauf nach Milchgenuss und die niedrige Verdauungskraft des Milchsaftes begreiflich machen. Ist nicht in der That der Fettgehalt der Milch die Ursache dazu? Wir hofften, diese Frage experimentell lösen zu können, indem wir Rahm, d. h. Milch mit vermehrtem Fettgehalt, an unseren Hund verfütterten. Wenn das Fett überhaupt an der niedrigen Verdauungskraft des Milchsaftes schuld ist, so muss der auf Rahm sezernierte Saft noch schwächer sein. Dieses ist denn in der That auch der Fall. Hier ein Vergleich der Absonderung bei Milch und bei Rahm (Dr. Lobassoff):

Stunden.	600 ccm Milch.		600 ccm Rahm.	
	Saftmenge.	Verdauungskraft.	Saftmenge.	Verdauungskraft.
1.	4,2 ccm	3,57 mm	2,4 ccm	2,1 mm
2.	12,4 „	2,63 „	3,4 „	2,0 „
3.	13,2 „	3,06 „	3,1 „	2,0 „
4.	6,4 „	3,91 „	2,2 „	1,75 „
5.	1,5 „	7,37 „	2,2 „	2,0 „
6.	—	—	1,8 „	1,38 „
7.	—	—	2,5 „	1,88 „
8.	—	—	1,3 „	1,62 „
Im ganzen	37,7 „	3,86 „	18,9 „	1,63 „

Ausserdem haben wir in letzter Zeit die Wirkung der Vollmilch mit der Wirkung einer durch Filtration entfetteten verglichen (unveröffentlichte Versuche des Dr. W o l k o w i t s c h); hierbei ergab sich bei der letzteren eine grössere Saftmenge für die ersten Stunden und ein energischerer Verlauf der ganzen Sekretion.

Somit besitzen wir jetzt einen doppelten Grund für den trägen Sekretionsverlauf nach Milchgenuss und für die Fermentarmut des Milchsaftes: die schwache Entwicklung des psychischen Moments und den hemmenden Einfluss des Fettes.

An dieser Stelle meiner Vorlesungen finde ich es durchaus angezeigt, zwei sehr wichtige Fragen zu besprechen, die schon längst ihrer Lösung harren; die eine ward schon in der ersten Vorlesung, die andere im Beginn der heutigen angeregt. Die erste betrifft das Recht unseres kleinen Magens, in allen Sekretionsverhältnissen den grossen Magen zu vertreten, oder, wie Dr. C h i g i n in seiner Arbeit sagt, als Spiegel des grossen Magens zu dienen. Die zweite Frage besteht darin, ob wir annehmen dürfen, dass die verschiedenen Stoffe, die eine Sekretion von Magensaft veranlassen, oder eine bestehende Sekretion abändern, in der That auf die Schleimhaut des Verdauungstraktus einwirken, d. h. die dort befindlichen peripheren Endigungen der centripetalen Nerven erregen. Diese Fragen sind eng miteinander verbunden und sollen deshalb gemeinsam an dieser Stelle erledigt werden. Ich beginne mit der ersteren. Einem jeden, der sich zum ersten Male mit unseren Versuchen über die Sekretion des Magensaftes bekannt macht, muss ein anscheinend wichtiger Umstand auffallen: während der grosse Magen bei der Nahrungsaufnahme in gewöhnlicher Weise mit Speise gefüllt wird, bleibt der kleine Magen stets speiseleer. Man möchte meinen, dass der Kontakt mit der Speise in dem einen Falle und das Fehlen desselben in dem anderen einen enormen Unterschied der Arbeitsbedingungen der beiden Mägen involvieren müsse. Nach einer sorgfältigen und auf faktisches Material gegründeten Prüfung dieser Verhältnisse können wir jedoch mit aller Bestimmtheit erklären, dass dieser anscheinend so wichtige Umstand im Grunde genommen bedeutungslos ist. Wenn im Anfang der Fütterung

Saft aus unserem Magenblindsack fliesst, so muss seine Thätigkeit in diesem Zeitpunkte für identisch mit der Thätigkeit des
grossen Magens erklärt werden. Nach allen Daten dieser und der
beiden vorhergehenden Vorlesungen ist eine solche Behauptung
ohne weiteres verständlich: der Sekretionsvorgang beginnt ja mit
der psychischen Erregung der sekretorischen Nervencentren, und
diese Erregung teilt sich natürlich in gleicher Weise allen Punkten
der Schleimhaut und ihren Drüsen sowohl im grossen, wie auch
im kleinen Magen mit. — Wenn aber dieses bewiesen ist, so
müssen wir, um einen einheitlichen Gesichtspunkt zu wahren,
auch geneigt sein, in den übrigen Phasen des sekretorischen
Prozesses ebenfalls eine Thätigkeit des Nervensystems zu erblicken.
Gegen frühere Zeiten, wo es trotz der Bemühungen vieler Forscher
nicht gelingen wollte, die Innervation der Magendrüsen zu ergründen, hat sich die Sachlage jetzt radikal geändert. Jetzt ist
eine solche Innervation, und zwar eine komplizierte, gefunden,
und ihr muss Arbeit zugewiesen werden. Wenn der Beginn des
sekretorischen Prozesses in beiden Mägen identisch ist, wie stehen
dann die Dinge später, wenn diejenige Sekretion in Fluss kommt,
welche, wie wir voraussetzen, ihren Grund in einer lokalen Reizwirkung der Speise hat; oder, objektiv gesagt, wenn diejenige
Periode anbricht, in welcher sich die Wirkung des psychischen
Moments bereits erschöpft hat? Jedenfalls sehen wir, dass eine
Absonderung aus dem kleinen Magen selbst dann besteht, wenn
die psychische Sekretion bereits abgelaufen ist, oder garnicht
vorhanden war, wie z. B. bei der unbemerkten Einbringung von
Fleisch in den Magen des Hundes. Diese Thatsache wollen wir
unserer Beweisführung zu Grunde legen. Wie kommt sie zu
stande? Wie können lokale Vorgänge des grossen Magens auf
den Blindsack einwirken? Die funktionelle Verknüpfung der beiden
Mägen kann man sich nur durch die zwei vereinigenden und ver-
bindenden Systeme des Körpers vermittelt denken: durch den
Kreislauf und das Nervensystem. Man kann sich vorstellen, dass
die chemischen Stoffe, die die Absonderung hervorrufen, im Verdauungskanal absorbiert und durch das Blut entweder zu den
Zentren der sekretorischen Nerven oder zu den Labdrüsen selbst

geführt werden und sie erregen. Diese Voraussetzung lässt sich leicht prüfen. Wenn sie richtig ist, so müssen wir dieselbe Drüsenarbeit erhalten, wenn wir die betreffenden Stoffe auf anderem Wege, d. h. nicht durch den Magen, in die Blutbahn einführen. Die Versuchsresultate sprechen jedoch mit aller Entschiedenheit gegen diese Voraussetzung. Viele Autoren haben Fleischbrühe oder Lösungen von Liebigs Fleischextrakt ihren Versuchstieren ins Rektum eingeführt, nie jedoch eine Äusserung der Drüsenthätigkeit gesehen. Dr. L o b a s s o f f hat diese Frage besonders sorgfältig bearbeitet, er verabfolgte seinen Hunden viel grössere Gaben Fleischextrakt per rectum, als im Magen zur Erregung der Sekretion genügen würden. Durch Ausspülung des Rektums und physiologische und chemische Untersuchung der Spülflüssigkeit überzeugte er sich hiernach, dass die sekretionserregenden Stoffe des Fleischextrakts aus dem Rektum verschwunden waren. Somit gelangen wir per exclusionem zu dem zwingenden Schluss, dass unser kleiner Magen auch in den späteren Phasen der Absonderung vom grossen Magen aus auf nervösem Wege, d. h. reflektorisch, erregt wird. Also, schliessen wir weiter, beruht auch im grossen Magen die Sekretion auf einem reflektorischen Vorgang. Wenn hier aber ein solcher besteht, so ist es bei den Bedingungen der Magenverdauung leicht verständlich, dass dieser Reflex ein d i f f u s e r und nicht ein lokalisierter sein muss; d. h. dass die Reizung einer bestimmten Stelle der Schleimhaut nicht nur an d i e s e r Stelle eine Absonderung veranlasst, sondern unterschiedslos a l l e Drüsen der Magenschleimhaut in Arbeit versetzt. In der That würde das erstere wohl wenig Sinn haben, da sich ja die Speise im Magen in beständiger Bewegung befindet und von einer Stelle desselben zur anderen gebracht wird. Deshalb ist es ganz natürlich, dass sich die Erregung der Oberfläche des grossen Magens stetig und genau längs der Nerven auf den kleinen Magen (der ja nur ein aus dem grossen geschnittenes Stück ist) fortpflanzt, wenn nur die nervösen Verhältnisse des Blindsacks unversehrt geblieben sind. Diese Schlussfolgerung erhält eine wesentliche Stütze, wenn wir die Thätigkeit eines nach unserer Methode (unter Erhaltung der Vagusfasern) isolierten Magens mit der Funktion

eines Blindsacks vergleichen, der nach der Heidenhain'schen
Resektionsmethode (unter Durchschneidung der Vagusfasern) ge-
bildet ist. Der nach unserer Methode operierte Hund zeigt schon
seit 3¹/₂ Jahren unverändert den gleichen Sekretionsverlauf bei
gleichen Arbeitsbedingungen. Die Blindsäcke jedoch, die nach
Heidenhain isoliert werden, verändern im Laufe der Zeit ihr
Absonderungsvermögen ganz wesentlich. Anfangs ist ihre Arbeit
sehr energisch; bei reichlicher Nahrung dauert die Sekretion viele
Stunden und ist eine recht kopiöse. (Heidenhain, Ssanozki.)
Wenn jedoch das Tier längere Zeit lebt, so macht sich allmählich
eine Abnahme der Sekretion bemerkbar, und ein bis anderthalb
Monate nach der Operation dauert die Absonderung selbst nach
einer reichlichen Mahlzeit nur drei bis fünf Stunden und wird von
Stunde zu Stunde immer spärlicher; ausserdem bieten die nach
Heidenhain operierten Hunde nicht diejenigen Unterschiede
in der Arbeit dar, die wir in der zweiten Vorlesung als von den
Sorten der Nahrung abhängig geschildert haben. Bei diesen
Hunden sind die Schwankungen der Arbeit durch den wechselnden
Wassergehalt der aufgenommenen Speise bedingt.

Diese Folgerungen sind jedoch nicht die einzigen Gründe,
die uns von der Richtigkeit unserer Methode überzeugen. Der
volle Parallelismus der Arbeit des grossen und des kleinen
Magens ist jetzt durch direkte Beobachtung erwiesen, und hiermit
ist auch der Beweis beigebracht, dass unsere obigen Deduktionen
wohlberechtigt waren. Wir müssen uns nur die hierauf bezüglichen Thatsachen ins Gedächtnis rufen und sie zusammenstellen.
In der fünften Vorlesung haben wir einen Scheinfütterungsversuch
an unserem Hunde mit dem isolierten Magen und der Ösophagotomie beschrieben und in Zahlen vorgeführt. Wie Sie sich
erinnern, war hier in beiden Mägen die Absonderung in jeder
Beziehung gleichartig gewesen. Die Wirkungslosigkeit der Scheinfütterung an Hunden mit nach Heidenhain isoliertem Magen
stimmt vollkommen damit überein, dass auch bei Hunden mit
unversehrtem Magen, aber mit durchschnittenen Vagi, die Scheinfütterung resultatlos bleibt. Dieselbe Ähnlichkeit in der Thätigkeit
der beiden Mägen giebt sich auch bei denjenigen Erregern kund,

die vom Magen aus wirken. Wasser ruft eine Sekretion sowohl im grossen, als auch im kleinen Magen hervor. Dasselbe gilt von Liebigs Fleischextrakt; zudem wirken in beiden Mägen die Extraktlösungen stärker, als Wasser. Eiereiweiss und Stärke lassen, in flüssiger oder fester Form eingebracht, beide Mägen ruhen; Fett giebt in keinem der Mägen eine Sekretion, entfaltet vielmehr eine hemmende Wirkung — kurz, wir kennen keinen einzigen Fall, wo die sekretorische Thätigkeit der beiden Mägen verschieden verlaufen würde. Ich halte es für wesentlich, hier zu bemerken, dass viele Thatsachen, die wir an unserem Hunde mit dem isolierten Magen gesammelt haben, einzeln an vielen Magenfistel- und Ösophagotomiehunden wiederholt und bestätigt worden sind. In letzter Zeit reproduziert ein zweiter Hund, bei dem wir einen Magenblindsack nach unserer Methode gebildet haben, die hauptsächlichsten, am ersten Hunde beobachteten Fakten in wahrhaft stereotyper Weise.

Es ist unschwer zu sehen, dass hierdurch auch unsere zweite Frage, nach dem Angriffspunkt der sekretionserregenden Stoffe, beantwortet wird. Wenn es erwiesen ist, dass die gesamte sekretorische Arbeit nervösen und, mit Ausnahme der psychischen Sekretion, reflektorischen Ursprungs ist, so ist hiermit schon festgestellt, dass der Erreger die peripheren Endapparate der zentripetalen Nerven trifft, mithin also auf die Schleimhaut des Verdauungskanals appliziert wird. Dieses geschieht jedoch nur an bestimmten Bezirken. Einen Reflex vom Rektum auf die Magendrüsen giebt es, wie wir gezeigt haben, nicht. Andererseits zeigen (m e i n e) jüngsten Versuche, welche noch nicht veröffentlicht wurden, dass eine solche Wirkung sowohl vom Magen, als auch vom Dünndarm aus besteht. Bei einem Hunde, der eine gewöhnliche Magen- und Duodenalfistel mit Metallkanülen trug, war in der Gegend des Pylorus der Magen und Dünndarm durch ein Schleimhautseptum getrennt worden, das ähnlich gebildet war, wie es in unserer Operation des isolierten Magens beschrieben ist. Bei diesem Hunde konnte man eine Magensekretion hervorrufen, wenn man die erregenden Substanzen in den Magen oder blos in den Dünndarm einführte. — Natürlich bleibt noch die extreme

Möglichkeit zu erwägen, dass die Speise, abgesehen von ihrer
reflektorischen Wirkung, noch auf eine nähere, unmittelbare
Weise auf die Drüsen einwirkt. Wir müssen gestehen, dass uns
diese Voraussetzung, die früher, als man die Elemente der Magen-
innervation noch nicht kannte, notgedrungen gebilligt wurde, jetzt
der ganz undenkbar erscheint. Man müsste annehmen, dass die
Speisen, um die Magendrüsen reizen zu können, die Dicke Magenschleimhaut quasi durchdringen (wie wenig physiologisch klingt
diese Annahme!). Jetzt aber ist diese Voraussetzung um so un-
wahrscheinlicher, als gerade die letzten Untersuchungen die Re-
sorptionsfähigkeit der Innenfläche des Magens sehr einschränken;
zudem darf man nicht vergessen, dass selbst eine bestehende
Resorption doch nicht notwendig zu einem Eindringen der Stoffe
in die Pepsindrüsen führt. Ebensowenig kann man zugeben, dass
die Stoffe durch die Mündungen der Drüsen eindringen, denn
während der Sekretion ist ja der Flüssigkeitsstrom vom Drüsenlumen zur Magenhöhle gerichtet. Zur Stütze der von uns be-
kämpften Ansicht wurde die Analogie der insektenfressenden
Pflanzen angeführt; diese Analogie ist jedoch kaum gerechtfertigt.
Bei den Pflanzen ist das Nervensystem noch nicht zu einem gesonderten Gewebe und Prinzip differenziert; seine Funktionen sind
über alle Zellen verteilt, in unserem Falle jedoch verfügen die
Magendrüsen über die Dienste eines sehr komplizierten Innervationsapparats. Leider kann man, soweit ich sehen kann, diese
unwahrscheinliche Voraussetzung durch keinen direkten Versuch
abweisen; nur allmählich wird sie vergessen werden, indem sie
der Erforschung der neuro-glandulären Erscheinungen Platz macht,
welche gewiss immer mehr die Aufmerksamkeit auf sich lenken
werden.

Nachdem ich Ihnen gezeigt habe, dass die gesamte sekretorische Thätigkeit des Magens auf nervösen Vorgängen beruht,
muss ich Ihnen das mitgeteilte Material noch einmal als Arbeitsbild
des Innervationsapparats der Magendrüsen darstellen. In der
ungeheuren Mehrzahl der Fälle beginnt die Magenverdauung mit
einer starken centralen (automatischen) Erregung der sekretorischen und trophischen Fasern der Magendrüsen. Mehr oder

weniger lange Zeit nach der Speiseaufnahme beginnt im Magen das Spiel der reflektorischen Erreger, während der automatische, psychische Erreger allmählich erlischt. War Fleisch genossen worden, so wird das Centrum der sekretorischen Fasern durch die Extraktivstoffe auch weiterhin vom Magen und Dünndarm aus reflektorisch stark erregt, während das Centrum der trophischen Fasern von den entsprechenden peripheren Endigungen nur schwache Impulse erhält. Im Falle des Brotgenusses werden umgekehrt nach dem Erlöschen des automatischen Erregers die sekretorischen Fasern nur schwach, die trophischen hingegen stark von ihren Endapparaten aus gereizt. Im Falle, dass Fett zur Nahrung beigemengt war, werden zu den Centren reflektorische Hemmungsimpulse entsandt, die in gleicher Weise die Thätigkeit der sekretorischen, wie der trophischen Nerven beeinträchtigen.

Ich habe die Arbeit der Magendrüsen so geschildert, wie wir sie in unseren Versuchen gesehen haben, wie sie sich unter unseren Händen entwickelt hat. Ist dieses Bild ein neues? In seinen Details wohl, jedoch nicht in seinen Grundzügen. So sonderbar es auch klingen mag, schon vor 50 Jahren hatte die Wissenschaft die Skizze zu diesem Bilde entworfen. Möge dieses ein Grund mehr sein, die Scheu vor Neuerungen aufzugeben und sich zu unseren Anschauungen zu bekehren!

Der talentvolle Autor des Traité analytique de la digestion — Blondlot — spricht in klaren Worten von der Bedeutung des Aktes der Nahrungsaufnahme und von der spezifischen Erregbarkeit der Magenschleimhaut. Die faktische Bearbeitung des Themas ist natürlich noch ungenügend, jedoch dürfen wir nicht vergessen, dass damals die ersten Versuche an einer künstlichen Magenfistel beim Hunde angestellt wurden. Es ist wahrhaft unbegreiflich, dass die Versuche Blondlots und seine Ansichten über die Magensekretion im Verlaufe der letzten 50 Jahre keinen Ausbau und keine Vermehrung erfahren haben, sondern vielmehr dank den fehlerhaften Versuchen und Anschauungen der späteren Autoren in Vergessenheit geraten sind. — Nur in wenigen Arbeiten, meistens französischer Autoren, klingt das Blondlot'sche Werk nach. Von anderen Forschern müssen wir noch Heiden-

h a i n nennen, der die Physiologie der Absonderungen überhaupt
bereichert und speziell betreffs der sekretorischen Arbeit des
Magens wichtige Thatsachen mitgeteilt und fruchtbringende Gedanken in Umlauf gesetzt hat. Von ihm gingen einige neue Thatsachen und die Idee aus, den sekretorischen Prozess nach Perioden
und Erregern zu gliedern, sowie der Gedanke, dass es wichtig sei,
die verschiedenen Nahrungsmittel einzeln hinsichtlich der Arbeit
des Magens untersuchen. Die Ergebnisse H e i d e n h a i n s sind
in seiner bekannten Arbeit über die Absonderung der Fundus-
drüsen des Magens enthalten und im Jahre 1879 in P f ü g e r s
Archiv veröffentlicht worden. — Das Werk B l o n d l o t s und der
Aufsatz H e i d e n h a i n s erschöpfen so ziemlich alles wesentliche,
was in der Physiologie in 50 Jahren hinsichtlich Bedingungen und
Mechanismus der sekretorischen Verdauungsarbeit des Magens
geleistet worden ist. Verhängnisvoll für unsere Frage war offenbar der Irrtum, das mechanische Moment für einen wirksamen
Erreger der Magendrüsen zu halten; dieser Irrtum hinwiederum
war eine Folge der mangelhaften Methodik.

Siebente Vorlesung.

Die normalen Erreger des Innervationsapparates der Bauchspeicheldrüse. — Übersicht über das mitgeteilte Material und Aufgaben weiterer Forschung.

INHALT: Die Säure ist ein mächtiger Erreger der Bauchspeicheldrüse. — Die Spezificität dieses Erregers. — Der Mageninhalt reizt beim Übertritt ins Duodenum das Pankreas hauptsächlich deshalb, weil er durch den Magensaft eine saure Reaktion besitzt. — Die Säure erregt das Pankreas reflektorisch von der Duodenalschleimhaut aus. — Wahrscheinliche Bedeutung des durch die Säure vermittelten Zusammenhangs der Magen- und Pankreasabsonderung. — Die Stärke regt die Bauchspeichelsekretion nicht an, vermehrt jedoch den Gehalt des Pankreassaftes an amylolytischem Ferment. — Das Fett ist ein zuverlässiger Erreger der Pankreassekretion und steigert den Gehalt des Saftes an fettspaltendem Fermente. — Der Schlaf hemmt die Pankreassekretion nicht. — Wenn auch eine psychische Erregung für die Pankreassekretion zulässig ist, so spielt sie doch nur eine geringe Rolle. — Wasser ist ein selbständiger Erreger des Pankreas. — Lösungen neutraler und alkalischer Salze der Alkalimetalle hemmen die Pankreassekretion. — Gruppierung der noch zu untersuchenden Fragen über die Arbeit der Verdauungsdrüsen. — Die Feststellung der spezifischen Erregbarkeit des Verdauungskanals bildet das grundlegende Resultat aller mitgeteilten Versuche. — Zusammenfassung der Ergebnisse in allgemeiner Betrachtung. — Ausblicke und Hoffnungen zukünftiger Forschung.

Meine Herren! Indem wir uns in der heutigen Vorlesung der Frage zuwenden, wann, wie und wodurch der Innervationsapparat der Bauchspeicheldrüse bei der Verdauung erregt wird, müssen wir von Anfang an darauf gefasst sein, komplizierten Verhältnissen und unerwarteten Thatsachen zu begegnen. Der Saft der Bauchspeicheldrüse ist reicher an Fermenten, als der Magensaft, und ausserdem ist er ein sekundäres Reaktiv; er wirkt auf einen Speisebrei ein, der schon mit dem vorhergehenden Reaktiv vermengt ist, und muss sich deshalb die geeigneten

10*

chemischen Bedingungen seiner Wirksamkeit erst schaffen. Die
Schwierigkeiten der Untersuchung, die hieraus erwachsen, werden
jedoch durch den folgenden Vorteil reichlich wett gemacht: die
Darmhöhle ist beim Pankreas vom Drüsenlumen vollständig getrennt, und niemand wird es deshalb in den Sinn kommen, hier
von einem unmittelbaren Eindringen der Speise in das Lumen
der Drüse zu reden. — Wir beginnen mit einem Erreger, der
seinerzeit die Aufmerksamkeit des Laboratoriums ganz besonders
frappiert hat, ebenso wie der psychische Erreger der Magendrüsen. Auf der Suche nach den Erregern des Pankreas prüften
wir (Dr. B e c k e r) aus besonderen Gründen einerseits Lösungen
neutraler und alkalisch reagierender Salze der Alkalimetalle, andererseits Wasser, welches mit Kohlensäuregas gesättigt war. Es
erwies sich, dass zwischen diesen Stoffen eine Art Antagonismus
in ihrer Wirkung auf das Pankreas besteht. Die Salzlösungen
trieben den Bauchspeichel schwächer als reines Wasser, die Kohlen-
säure bedeutend energischer. Diese Erscheinung lenkte unsere
Aufmerksamkeit auf die S ä u r e n. Wir gehen jetzt zu dem
sehr wichtigen Ausgangsversuch unserer Forschungen auf diesem
Gebiet über. Der Hund, den ich Ihnen vorführe, trägt eine
permanente Pankreasfistel. Wie Sie sehen, ist die Absonderung
kaum nennenswert — zwei bis drei Tropfen in der Minute;
dieses ist auch begreiflich, denn der Hund hat seit 15 Stunden
nichts gefressen. Ich führe dem Hunde durch die Sonde 150 ccm
$^1/_2$ prozentiger Salzsäurelösung in den Magen ein, der Hund bleibt
vollkommen ruhig und macht in keinerlei Weise Protest gegen
unser Vorgehen. 2 bis 3 Minuten nach dem Eingiessen bemerken
Sie, dass die Tropfen häufiger fallen. Wir zählen jetzt schon
25 Tropfen in der Minute, dabei wird die Absonderung noch immer
stärker. Um den Gedanken auszuschliessen, dass hier das Wasser
oder überhaupt die Einwirkung eines Fluidums als Erreger diene,
bringe ich dem Hunde 500 ccm Kalkwasser bei und Sie sehen,
dass sich die Sekretion nicht nur nicht verstärkt, sondern im Gegenteil rapide schwächer wird und beinahe ganz aufhört. Die starke
Wirkung der Säure auf die Bauchspeicheldrüse ist eines der aller-
beständigsten Fakten in der ganzen Physiologie des Pankreas.

Die Säure ist ein so mächtiger Erreger der Bauchspeicheldrüse, dass man durch sie, wie durch kein anderes Mittel, die Thätigkeit der Drüse forcieren kann. Deshalb ist auch bei uns im Laboratorium die Säurewirkung ein Prüfstein des normalen Zustandes des Verdauungskanals geworden. Um die Intensität der safttreibenden Wirkung der Säure zu zeigen, führe ich ein Beispiel aus der Arbeit von Dr. Dolinski an, der diese Frage untersucht hat.

Der Hund ist vor 22 Stunden gefüttert worden; es besteht keine Sekretion mehr. Es werden 250 ccm Salzsäure von der Acidität des Magensafts durch die Sonde in den Magen gegossen; die Saftmenge wird alle 5 Minuten verzeichnet:

6,0	ccm	0,4	ccm
9,5	„	3,4	„
9,5	„	5,4	„
9,5	„	2,4	„
8,5	„	0,6	„
7,0	„	1,0	„
8,0	„	0,2	„
7,5	„	0,8	„
7,5	„	0,4	„
7,0	„	0	„
2,0	„	0,2	„
0,5	„	0	„

In der 1. Stunde 82,5 ccm   In der 2. Stunde 14,8 ccm

Hierauf werden 250 ccm Wasser eingegossen; während 30 Min. erfolgt keine Sekretion. Darauf werden noch einmal 250 ccm derselben Salzsäurelösung eingeführt, und die Saftmenge in Intervallen von 10 Min. registriert:

1,5	ccm	13,0	ccm	3,0 ccm
13,5	„	15,0	„	0,2 „
15,0	„	10,5	„	Die Sekretion
16,0	„	9,0	„	hört auf.
13,0	„	7,5	„	
15,0	„	10,5	„	

In der 1. Stunde 79,5 ccm   In d. 2. Stunde 65,5 ccm

Ein besonderer Unterschied in der erregenden Wirkung verschiedener Säuren liess sich nicht nachweisen. Es wurden untersucht: Phosphorsäure, Zitronensäure, Milchsäure und Essigsäure. Die Beständigkeit und Intensität der Säurewirkung lassen sie als höchst bemerkenswertes, ja ausschliessliches Faktum erscheinen. Es kam uns daher unwillkürlich der Gedanke, dass wir in der Säure den spezifischen Erreger der Bauchspeicheldrüse gefunden hätten. Es fiel uns sogleich ein, dass ja der normale Mageninhalt eine saure Reaktion besitzt, und dass diese saure Reaktion als Bindeglied zweier benachbarter Abteilungen des Verdauungskanals dienen könne. Alle diese interessanten und wichtigen Vermutungen mussten experimentell geprüft und begründet werden. Vor allem wurde die Wirkung steigender Konzentrationen Salzsäure (von 0,05 bis 0,5%) geprüft; hierbei ergab sich das folgende Resultat:

Es wurden in den Magen 250 ccm Salzsäure
von folgender Konzentration gegossen:

	0,5%	0,1%	0,05%
	70,8 ccm	—	—
In 1 Stunde wurde Bauchspeichel abgesondert:	79,5 „	25,7 ccm	—
	82,5 „	26,8 „	20,5 ccm
	89,4 „	32,5 „	—

Wir dürfen überzeugt sein, dass wir bei der Anwendung der 0,5% Säure noch nicht den höchsten Grad der Drüsenthätigkeit erreicht haben. — Andererseits ist, soweit man nach einigen nicht systematisch durchgeführten Versuchen urteilen kann, die Empfindlichkeit des Pankreas ungefähr gleich gross, wie die Empfindlichkeit unseres Geschmacksapparates, denn eine Flüssigkeit, die noch eben sauer schmeckt, wirkt auf die Bauchspeicheldrüsen noch deutlich erregend. Schon die Proportionalität und grosse Empfindlichkeit der Säurewirkung bestärkten uns in der Annahme, dass die Säure nicht als gewöhnlicher und allgemein giltiger Erreger, sondern als spezifisches Reizmittel des Pankreas auftrete. Dieser Schluss wird um so wahrscheinlicher, als dieselbe Säure den Magendrüsen gegenüber vollkommen unwirksam bleibt. Wir besitzen jedoch noch überzeugendere Versuche. Wir haben oft

(Prof. S c h i r o k i c h) einerseits die Wirkung solcher Reizmittel
wie Pfeffer und Senf, und andererseits die Wirkung der Säure miteinander verglichen. Bei den ersteren konnten wir keine Spur
einer die Drüse erregenden Wirkung wahrnehmen. Es wurden
Dekokte roten Pfeffers und Mischungen von Wasser und Senföl
von solcher Stärke angewandt, dass sie eben vom Verdauungskanal ertragen werden konnten, ohne dass das Tier mit Erbrechen darauf reagierte. Auf der Zunge verursachten diese
Flüssigkeiten ein deutliches Brennen, jedoch war nicht das geringste
Anzeichen einer Reizwirkung auf das Pankreas zu sehen, während
schwache Säurelösungen den Bauchspeichel sogleich und ausnahmslos trieben. Die Versuche Dr. G o t t l i e b ' s [1]), die mit
denselben Stoffen, Senf und Pfeffer, an Kaninchen angestellt
wurden und den unseren entgegengesetzte Resultate ergeben hatten,
müssen anders aufgefasst werden, als sie der Autor deutet. Offenbar lag hier, dank den zu grossen Gaben der betreffenden Stoffe, eine
Zerstörung der Schleimhaut vor, und es wurden die centripetalen
Nerven selbst und nicht ihre peripheren Endigungen gereizt, welche
ja allein eine spezifische Erregbarkeit besitzen. — Mir scheint, dass
diese Daten vollkommen genügen, um die Frage, ob die Säure
ein spezifischer Erreger des Pankreas sei, bejahend zu beantworten. Eine logische Folgerung hieraus war die weitere Voraussetzung, dass der Mageninhalt schon deshalb die Bauchspeicheldrüse erregen müsse, weil er eine saure Reaktion besitzt. Es
war natürlich nicht schwer, diese Voraussetzung zu prüfen. Zuerst überzeugten wir uns davon, dass reiner Magensaft ein ebenso
starker Erreger der Bauchspeicheldrüse ist, wie eine Salzsäurelösung von gleicher Acidität. Lösungen verschiedener Arten von
Zucker, von Pepton, von Eiweiss erwiesen sich bei Einführung
in den Magen nur dann als Erreger der Pankreasdrüse, wenn
sie eine stark saure Reaktion besassen; bei neutraler, oder gar
bei alkalischer Reaktion kam ihre safttreibende Wirkung der des
Wassers gleich oder war noch geringer. Besonders überzeugend
musste unsere Deduktion dann werden, wenn es gelang, die saft-

---

[1]) Arch. f. experim. Pathol. u. Pharmak., Bd. 33.

treibende Wirkung des Mageninhalts durch Neutralisation des Speisebreies zu benehmen. Dieses gelingt auch in der That. Wenn man einem Tier, das sich inmitten der Verdauung befindet und reichlich Bauchspeichel absondert, durch Sonde oder Fistel Soda, Kalkwasser oder Bauchspeichel in den Magen einführt, so bemerkt man stets schon nach einigen Minuten eine Hemmung der normalen Sekretion; bisweilen dauert diese Hemmung recht lange. Ich führe einen Versuch als Beispiel an.

Die Absonderung wird alle 5 Minuten registriert:

5,6 ccm	2,2 ccm
6,6 „	1,4 „
7,2 „	1,0 „
7,4 „	1,0 „
7,2 „	1,1 „
6,8 „	1,5 „
	1,6 „
Es werden dem Hunde 70 ccm	5,0 „
seines eigenen Pankreassafts in den	6,8 „
Magen gegossen:	6,0 „
5,6 ccm	5,7 „ u. s. w.

Wir sehen hier ein lehrreiches Beispiel, wie die Arbeit des einen Abschnitts des Verdauungskanals mit der des vorhergehenden zusammenhängt und durch sie bestimmt wird. Der Speichel, der alles Trockene benetzt, konnte durch seinen Wassergehalt als Erreger der Magenabsonderung wirken. Im Magen selbst sichert die psychische Sekretion, die ja die Verdauung einleitet, eben dadurch der letzteren auch eine Fortsetzung. Die Säure des Magensaftes wirkt ihrerseits auf die Bauchspeicheldrüse erregend, und hierin tritt das Prinzip der gegenseitigen Beeinflussung der Verdauungsdrüsen besonders deutlich hervor.

Wir können also mit Recht sagen, dass die Säure ein spezifischer Erreger der Bauchspeicheldrüse ist. Wo aber liegt ihr Angriffspunkt? Hier sind zwei Voraussetzungen möglich. Die Säure wirkt entweder lokal, indem sie die peripheren Endapparate der centripetalen Nerven der Schleimhaut reizt, oder sie wird in das Blut aufgenommen und reizt das Centrum der sekretorischen Zellen oder unmittelbar die Zellen selbst. Wenn wir die mitgeteilten Thatsachen und einige neue Versuche analysieren, so werden wir uns für die erstere Voraussetzung entscheiden müssen. Überlegen wir uns aufmerksam das Faktum der Säurewirkung. Die Frage, wie die Säure im Blute wirken könne, stellt sich sehr einfach: sie vermindert die Alkalescenz. Wenn also Pankreassaft getrieben wird, sobald man Säure von aussen zuführt, so muss die Alkalescenz des Blutes hierbei herabgesetzt werden, und dieses kann die einzige Veränderung sein, die im Blute vorgeht. Bei der normalen Verdauung jedoch, wo der im Magen befindliche Speisebrei die Pankreassekretion durch seine Salzsäure hervorruft, welche ja ihrerseits dem Blute entstammt, ist die Blutalkalescenz erhöht, was mit dem bekannten Faktum im Einklang steht, dass die Alkalescenz des Harns während der Verdauung steigt. Somit bestehen im Blute einander diametral entgegengesetzte chemische Veränderungen, je nachdem das Pankreas durch von aussen eingeführte, oder im Magen bereitete Säure erregt wird. Schon dieser theoretischen Erwägung halber können wir unmöglich eine Säurewirkung durch Vermittelung des Blutes zugeben; wir besitzen zudem direkte Versuche, die in demselben Sinne sprechen. Wenn man saure Flüssigkeiten ins Rektum einführt, so bleibt das Pankreas vollkommen in Ruhe. Ebenso wirkt die Säure nicht auf das Pankreas, wenn sie im Magen bleibt, ohne in den Darm überzutreten. Darauf hat zuerst Dr. Gottlieb hingewiesen, in letzter Zeit hat Dr. Popielski diese Frage genauer bearbeitet. Hier sein Versuch an einem Hunde mit einer permanenten Pankreasfistel:

11 Uhr 37 Min. bis 43 Min. . 0,75 ccm Saft
48 „ . 1,0 „ „

In der Zeit von 11 Uhr 50 Min. bis 57 Min. werden ins Rektum 200 ccm 0,25% Salzsäure eingeführt:

12 Uhr 0 Min. . . . 0,25 ccm Saft
12 „ 15 „ . . . 0 „ „
12 „ 25 „ . . . 0 „ „
12 „ 37 „ . . . 0,25 „ „
12 „ 50 „ . . . 0 „ „

Um 12 Uhr 50 Min. werden 100 ccm derselben Salzsäurelösung in den Magen gegossen:

12 Uhr	53	Min.	. . . . .	0	ccm	Saft	
12	„	54	„	0,75	„	„	
12	„	59	„	9,0	„	„	
1	„	4	„	7,75	„	„	
1	„	8	„	6,0	„	„	
1	„	10	„	2,0	„	„	
1	„	15	„	4,25	„	„	
1	„	20	„	1,0	„	„	
1	„	25	„	0	„	„	

Ausserdem haben wir (Dr. Popielski) einen Hund besessen, bei dem der Magen im Pförtnerteil quer durchgeschnitten
war, in die sich ergebenden Hälften waren bei der Vernährung
Fistelröhren eingestellt worden. Wenn man nun Säure in den
Hauptmagen goss, so blieb das Pankreas in Ruhe, hingegen rief
die Einflössung von Säure in den Pförtnerteil eine Absonderung
von Bauchspeichel hervor, jedoch nur dann, wenn die Säure ins
Duodenum übertrat. Hiermit steht in Einklang, dass die Absonderung des Pankreassaftes stets w e l l e n f ö r m i g verläuft, offenbar im Zusammenhang mit dem Übertreten des sauren Speisebreies
in den Darm.

Man müsste ein grosser Freund gezwungener Annahmen
sein, wollte man an eine andere Wirkung der Säure auf das
Pankreas, als an eine reflektorische, denken. Wir wollen hier
noch einmal hervorheben, dass wir beim Pankreas der Notwendigkeit gänzlich enthoben sind, ein unmittelbares Eindringen der
Nahrungsmittel in das Drüsenlumen in Erwägung zu ziehen.

Sodann bleibt uns noch die interessante Frage übrig, wie
wir das Faktum der Säurewirkung selbst erklären sollen. Die
Säure ist, wie wir schon gesagt haben, das Bindeglied zwischen
Magen- und Darmverdauung. Dies ist natürlich ein unbestreit-
bares Faktum, doch warum dient als Bindeglied eben die Säure,
und nicht etwas anderes? Natürlich können wir jetzt noch nicht
beanspruchen, diese Frage wissenschaftlich zu lösen; wir dürfen

blos einige Voraussetzungen aussprechen. Wie bekannt, wirken die Pankreasfermente am besten bei alkalischer Reaktion, bei schwach saurer ist ihre Wirkung schon schwächer und wird bei einigermassen bedeutenden Säuregraden gleich Null. Deshalb kann man sich vorstellen, dass der Pankreassaft, der durch die Magensäure getrieben wird, sie durch sein Alkali neutralisiert und sich dadurch eine geeignete Reaktion schafft. Zu gleicher Zeit schützt sich hierdurch der Pankreassaft vor der zerstörenden Wirkung des Pepsins, denn die Neutralisation ist diesem Fermente wenig zuträglich. Der fruchtbringende Gedanke B r ü c k e ' s , dass die Galle die Pepsinverdauung im Duodenum sistiert und günstige Bedingungen für die Darmverdauung schafft, kann also auch auf den Pankreassaft übertragen werden. Gleichzeitig liegt aber noch eine andere Deutung dieser Verhältnisse nahe. In einer besonderen, noch nicht recht begreiflichen Absicht wird der Magensaft als äusserst konzentrierte Lösung von Salzsäure sezerniert; diese Salzsäure wird, wie die Physiologie gegenwärtig lehrt, aus dem Chlornatrium des Blutes bereitet; dadurch entsteht im Blute ein Überschuss von Alkali, und dieses muss, um die chemische Integrität des Blutes zu wahren, aus dem Organismus entfernt werden. Die Salzsäure jedoch würde nach Erledigung ihrer Aufgaben im Verdauungskanal wieder zur Resorption kommen und dadurch ihrerseits zu einem starken Sinken der Blutalkalescenz führen. Somit würde die Blutalkalescenz während der Verdauung grosse Schwankungen nach beiden Richtungen hin vollführen; die Blutalkalescenz ist jedoch, wie wir wissen, ein sehr wichtiger Faktor der chemischen Prozesse im Organismus. Diese Schwierig-keiten werden leicht beseitigt, wenn man die erörterten Beziehungen der Verdauungssäfte in Betracht zieht; so treibt denn der saure Magensaft, gerade seiner Acidität wegen und ihr proportional, den alkalischen Pankreassaft; d. h. während das saure Element des Blutkochsalzes in die Pepsindrüsen und von dort in die Magen-höhle geht, dient das basische Element als Soda dem Pankreas zur Bereitung des Bauchspeichels. Und so treffen die beiden Bestandteile des Chlornatriums in dem Darm wieder zusammen und regenerieren das Kochsalz. In letzter Zeit ist diese Erklärung

durch Versuche von Dr. Walther gestützt worden. Wenn
die Säure in der That den Pankreassaft unter anderem deshalb
treibt, weil sie durch sein Alkali neutralisiert werden soll, so haben
wir mitunter selbständige Veränderungen der Alkalescenz des
Pankreassaftes zu erwarten, welche vom Fermentgehalt unabhängig
verlaufen und durch die Acidität des Erregers bestimmt werden.
Dieses ist denn auch in der That der Fall. Quantitative Bestimmungen des Aschegehalts, sowie Titrierungen der Asche und des
unveränderten pankreatischen Saftes haben auf einen unbestreitbaren
Zusammenhang hingewiesen, der zwischen dem Erreger der Sekretion
und dem Gehalte des Pankreassaftes an anorganischen Stoffen
besteht. Der Saft, der auf Säurelösungen fliesst, zeigt stets einen
sehr unbedeutenden Gehalt an organischen, und einen maximalen
Gehalt an anorganischen Bestandteilen, sodass die Menge der
letzteren zwei- bis dreimal grösser ist, als die Menge der ersteren;
er zeigt eine sehr hohe Alkalescenz, sowohl der Asche, als auch
des Saftes selbst. Hierbei hat die Schnelligkeit der Absonderung
keine entscheidende Bedeutung: der „Säuresaft" behält seine
charakteristischen Eigenschaften bei, auch wenn die stündlich
sezernierten Saftmengen verschieden gross sind. Dieses Faktum ist
den früher beschriebenen vollkommen analog. Wie wir früher in der
ersten Vorlesung gesehen haben, dass sich die Fermente des Saftes
der Art der jeweiligen Speise anpassen (beim Brot wurde das
Stärkeferment, bei der Milch das Fettferment vermehrt gefunden),
ebenso wird hier für die Säure des Erregers Alkali angehäuft,
während die in diesem Falle unnötigen organischen Bestandteile
ausserordentlich reduziert werden. Jedoch ist der Saft, der auf
Säure ergossen wird, niemals seiner fermentativen Eigenschaften
völlig beraubt; dies weist darauf hin, dass die erörterte Beziehung
blos eine bedingte Bedeutung besitzt: der Saft ist also immer
zur Verdauung von Speisen, und niemals blos zur Neutralisation
von Säure berechnet.

Durch die Untersuchung der Alkalescenz werden wir wahrscheinlich bald im stande sein, in dem allgemeinen Saftstrom des
Pankreas den Teil abzugrenzen oder zu erraten, der durch die Säure
bedingt ist, oder anders gesagt, zu wissen, ob bei der Erregung

der jeweiligen Pankreassekretion Säure mitgespielt hat. So erwies sich, dass der „Fleischsaft" der ersten Stunden, der nach Fleischgenuss sezernierte Bauchspeichel, seinen anorganischen Bestandteilen nach dem Säuresaft sehr nahe kommt. Dies harmoniert vortrefflich damit, dass in den ersten Stunden nach Fleischgenuss eine sehr starke Sekretion von Magensaft stattfindet, dessen Säure denn auch als Haupterreger des pankreatischen Saftes erscheint.

Als stärkster Erreger des neuro-sekretorischen Apparates der Pankreasdrüse hat sich somit ein Nicht-Nahrungsmittel, die Säure, herausgestellt. Dies schliesst jedoch die Möglichkeit nicht aus, dass auch andere Erreger wirksam sind, die entweder mit den Erregern der Magendrüsen identisch, oder, da das Gebiet der Fermentwirkung des Pankreassaftes weiter ist, von ihnen verschieden sind. Deshalb drängte sich uns die natürliche Frage auf, ob nicht Stärke und Fett ebenfalls Erreger des Pankreas seien, denn der Bauchspeichel hat ja spezielle Beziehungen zu diesen Stoffen. So weit unsere Versuche reichen, konnten wir uns von einer erregenden Wirkung der Stärke nicht überzeugen. Stärkekleister verschiedener Konzentration trieb den Saft nicht energischer, als Wasser allein. Dieser Gegenstand bedarf noch der weiteren Bearbeitung, denn es ist sehr möglich, dass irgend eine feine Bedingung der Stärkewirkung vorläufig unsern Augen entgeht. Vielleicht jedoch geht auch hier, wie beim Magensaft, nur eine trophische Wirkung von der Stärke aus; d. h. es wird, wie wir in der zweiten Vorlesung sahen, nur die Menge des Fermentes vermehrt, ohne dass dadurch die Menge des Saftes wächst. Einige Versuche von Dr. Walther geben dieser Voraussetzung eine faktische Grundlage: wenn er seinen Hund mit Brot fütterte, so besass der Bauchspeichel eine viel grössere stärkelösende Wirkung, als der Saft, welcher in einer entsprechenden Sekretionsperiode, und mit gleicher stündlicher Geschwindigkeit, jedoch nach Fleischgenuss, abgesondert wurde. Es ist besonders interessant, dass sich in denselben Saftproben das Fettferment gerade umgekehrt verhielt: der Fleischsaft entfaltete eine grössere, der Brotsaft eine geringere fettspaltende Wirkung. — Endlich ist die Möglichkeit nicht ausgeschlossen, dass der Verlauf der Stärkeverdauung an

irgend eine andere Bedingung, z. B. an die beständige Entwicklung von Milchsäure aus den Kohlenhydraten der Nahrung
gebunden ist. Vielleicht liegt gerade hierin die Erklärung dieses
physiologisch-chemischen Faktums, dessen Sinn und Bedeutung
bis jetzt noch wenig aufgeklärt sind. Die Wissenschaft hat ja
noch nicht versucht, und konnte es bisher auch nicht wagen,
zur Synthese der realen Verdauung zu schreiten, d. h. die oft
widerstrebenden Interessen aller Nahrungsstoffe untereinander, sowie diejenigen des Verdauungskanals und des Gesamtorganismus,
zu vereinigen. Hier bitte ich an die Beziehungen des Fettes zur
Magenverdauung und an die wahrscheinliche Bedeutung der Säurewirkung zu denken.

Viel positiver und einfacher fielen die Versuche über die Beziehungen des Fettes zur Bauchspeicheldrüse aus. Schon die blosse
Zusammenstellung bekannter Thatsachen lässt es in hohem Grade
wahrscheinlich erscheinen, dass das Fett ein selbständiger Erreger
der Bauchspeicheldrüse ist. Das Fett hemmt die Absonderung des
Magensaftes, also können wir normalerweise beim Fett keine
mittelbare Erregung des Pankreas durch Säure voraussetzen.
Dr. Dolinski goss seinen Hunden durch die Magensonde flüssiges
Öl in den Magen und beobachtete konstant eine mehr oder weniger
beträchtliche Absonderung von Pankreassaft. Bei der starken
Hemmungswirkung des Fettes auf den Magensaft bot uns die
Beständigkeit dieser Resultate eine gute Gewähr, dass wir es hier
in der That mit einer direkten Wirkung des Fettes auf das Pankreas zu thun hatten. Dennoch hätte man bei grosser Skepsis
einwenden können, es habe sich saure Flüssigkeit bereits vor
unseren Versuchen in dem Magen angehäuft, oder, wie wir ja
früher selbst geäussert, eine starke psychische Erregung habe die
Hemmungswirkung des Fettes überwunden. Doch hier ist ein von
Dr. Damaskin angestellter Versuch, der selbst den strengsten
Anforderungen entspricht. Unser vollkommen gesunder Hund, der
zwei Fisteln — eine Magen- und eine Pankreasfistel — hat, ist
20 Stunden vor dem Versuch zuletzt gefüttert worden. Unter der
Mündung des Ausführungsganges ist ein Metalltrichter mit einem
kalibrierten Cylinder befestigt. Die Magenfistel ist durch einen

durchbohrten Korkstopfen geschlossen und steht mit einem Gummischlauch und Trichter in Verbindung; der Trichter ist in geeigneter
Höhe aufgehängt und enthält 110 bis 115 ccm Fett. Dem Verbin-
dungsschlauch ist ein T-Rohr eingeschaltet, dessen unparer Schenkel
ebenfalls mit einem Gummirohr armiert ist. Im Anfang des Versuchs sperrt eine Mohr'sche Klemme den Gummischlauch zwischen
Trichter und T-Rohr ab, sodass das Öl den Trichter nicht verlassen kann. Der Schlauch, der an das freie Ende des T-Rohrs
angesetzt ist, bleibt offen, sodass der Mageninhalt frei nach
aussen abfliesst. Oft sezerniert im Beginn des Versuchs der
Magen eine klare, saure Flüssigkeit, — natürlich ist dieses
psychischer Magensaft; seltener enthält der Magen nur ein
wenig alkalischen Schleim. Der Experimentator isoliert sich mit
seinem Hunde in einem separaten Zimmer und wartet ruhig ab;
das Tier verliert nach und nach die Hoffnung, etwas zu fressen
zu bekommen, und schläft schliesslich vor Langeweile ein. Der
Experimentator wartet bis zum Aufhören der sauren Sekretion aus
dem Magen, schliesst dann vorsichtig die Klemme des Ausflussrohrs
und öffnet die Klemme des Öltrichters. Während früher, solange
der Magen geöffnet war, entweder gar keiner, oder höchstens
0,5 bis 1,0 ccm Pankreassaft in 15 Minuten sezerniert wurde,
verstärkt sich jetzt, 3 bis 5 Minuten nach dem Einfliessen des
Öles, die Sekretion ganz deutlich und erreicht nach 15 bis
30 Minuten eine Intensität von 7 bis 10 ccm in 15 Minuten. Hierbei sammelt sich in dem unteren Gummirohr nur ein sehr geringes
Quantum alkalischen Magenschleims an. Folglich findet die Absonderung von Pankreassaft unter dem Einfluss von Fett selbst
dann statt, wenn im Magen jede Spur eines sauren Inhalts fehlt.
Zuweilen wurde der Versuch in folgender Weise abgeändert:
15 bis 30 Minuten nach Einführung des Öles wurde die Klemme
des unteren Gummischlauches gelüftet und der Mageninhalt nach
aussen entleert. Meistens waren es 15 bis 20 ccm Öl und 3 bis
5 ccm alkalischen Schleims. Auch weiter fliesst dann Schleim in
kleinen Portionen und mit Öl untermischt ab. In anderen Versuchen wird früh oder spät zusammen mit diesem Schleim auch
Galle, oder häufiger gallig gefärbte Flüssigkeit, aus dem Magen

entleert; diese Flüssigkeit reagiert alkalisch, enthält suspendiertes Fett und wird offenbar antiperistaltisch aus dem Darm in den Magen befördert. Nichtsdestoweniger wird während dieser ganzen Zeit reichlich Pankreassaft aus der Fistel abgesondert. Die mitgeteilten Beobachtungen schliessen den naheliegenden Gedanken aus, dass in dem Darm durch schnelle Spaltung des Fettes eine saure Reaktion entstehe, dort vorherrschend werde und nun als Erreger des Pankreas fungiere: der Darminhalt zeigt vielmehr im Verlauf von einer Stunde und auch länger keine Spur einer sauren Reaktion. Die Versuche geben uns das Recht zu folgern, dass das Fett ein selbständiger Erreger der Bauchspeicheldrüse sei. Die Versuche von Dr. W a l t h e r gehen noch weiter und thun unzweifelhaft dar, dass das Fett nicht nur selbständig die Absonderung des Bauchspeichels anregt, sondern auch zu einer Vermehrung des fettspaltenden Fermentes im Pankreassafte führt. In den ersten zwei Stunden nach Milchgenuss wird ein Saft geliefert, der ungewöhnlich reich an fettspaltendem Ferment ist; wird jedoch die Milch durch Filtration ihres Fettgehaltes beraubt, so zeichnet sich der Saft, ohne die Ergiebigkeit und den Verlauf der Sekretion zu ändern, durch sein relativ sehr geringes fettspaltendes Vermögen aus. Wenn man jedoch das Milchfiltrat wieder mit Fett vermengt, gleichsam also die Milch synthetisch rekonstruiert, so wächst im Pankreassaft das Fettferment zur früheren, den Milchsaft charakterisierenden Höhe.

Was nun den Angriffspunkt der Fettwirkung betrifft, so können wir auf Grund der angeführten Versuche vermuten, dass der Reiz auf die Schleimhaut des Duodenums ausgeübt wird; wir haben nämlich oft eine starke und langdauernde Sekretion von Pankreassaft selbst dann beobachtet, wenn der Magen bereits völlig fettleer war. Der Mechanismus der Erregung des Pankreas durch das Fett bedarf wohl kaum einer besonderen Erörterung. Bei der chemischen Indifferenz des Fettes kann man wohl kaum an eine Wirkung durch das Blut denken. Wohl aber kann das Fett die peripheren Endapparate erregen, die speziell darauf angelegt sind, auf alle möglichen Einflüsse: chemische, mechanische u. dergl. mehr zu reagieren.

Ich will hier einige Bemerkungen einflechten. Bei den oben beschriebenen Versuchen mit dem Öle fliesst, wie gesagt, 1 bis 2 Stunden lang aus dem Magen eine emulsionsartige Flüssigkeit ab. Das Faktum bringt den Eindruck hervor, als ob auch das Duodenum einen ebenso abgegrenzten Hohlraum bilde, wie der Magen, und als ob der Inhalt dieses Hohlraums beständig von einem Ende zum anderen getrieben werde. In unserem Falle besteht dieser Inhalt aus Fett, das mit den darauf einwirkenden Reagentien — Galle und Pankreassaft — vermengt ist und unter ihrem Einfluss emulgiert und gespalten wird; in der That wird denn auch nach 1 bis 2 Stunden die emulgierte Flüssigkeit sauer. Bei leerem Magen mag sich die Duodenalhöhle auf Kosten desselben erweitern. — Die zweite Bemerkung bezieht sich auf den Schlaf der Tiere während des Versuchs. Wie ich schon bemerkt habe, übt der Schlaf nicht den geringsten Einfluss auf die sekretorische Arbeit der Magendrüsen aus. Hinsichtlich der Bauchspeicheldrüse ist jedoch vor einigen Jahren aus unserem Laboratorium die kategorische Behauptung hervorgegangen, dass der Schlaf die Absonderung des Pankreassaftes nahezu aufhebe, selbst wenn dieselbe in vollem Gange gewesen sei. Weitere Beobachtungen haben gezeigt, dass dies ein Irrtum war. Die Entstehung des Fehlers ist nicht uninteressant. Der Autor, der die betreffende Behauptung machte, war anscheinend in vollem Recht: beim Einschlafen des Hundes fiel die Absonderung schroff ab und sank bis auf den Nullwert. Weshalb aber? Ausser dem Zusammenhang, den der Autor annahm, konnte noch ein anderer, rein äusserlicher Konnex zwischen dem Einschlafen des Tieres und dem Versiegen des Saftflusses bestanden haben, beispielsweise der folgende: Bei uns werden die Hunde in ihren Gestellen in besondere Ledergamaschen — wir nennen sie Stiefel — eingeschnallt. Wenn nun der Hund einschläft, so nimmt er naturgemäss eine passive Stellung ein, lässt seinen Körper in den Riemen der Stiefel hängen; hierbei wird die Hautdecke anders gedehnt und an vielen Stellen aus ihrer gewöhnlichen Lage verschoben. Wie leicht kann dann der Ausführungsgang der Bauchspeicheldrüse, der durch die Hautdecke hindurch geht, geknickt und gedrückt werden, und so kommt ein

präziser, wenngleich rein äusserlicher und zufälliger Zusammenhang
zwischen dem Schlafe des Hundes und der Absonderung des Bauchspeichels zustande. Dieses Faktum legt ein übrigesmal davon
Zeugnis ab, dass man bei der Ausführung physiologischer Versuche
fortwährend selbst auf die kleinsten Details achten soll.

Jetzt wollen wir zu anderen Erregern übergehen, die sich bei
der Sekretion des Magensaftes wirksam gezeigt haben: sollten sie
nicht auch beim Bauchspeichel wirksam sein? Hierher gehören
die psychische Erregung, das Wasser und die Extraktivstoffe.
Theoretisch könnte man sowohl eine bejahende, wie auch eine
verneinende Antwort befürworten. Wenn das Appetitgefühl und
das Wasser notwendig sind, um den Beginn der Magensekretion
zu sichern, so könnte ja dasselbe auch für den Bauchspeichel der
Fall sein, obgleich ja dessen Absonderung im wesentlichen von
der Magenverdauung (durch die Säurewirkung) abhängig ist. Bei
einer Erkrankung des Magens würde aber die Bauchspeicheldrüse
ohne Haupterreger bleiben; dennoch kennen wir pathologische Zustände, wo die Salzsäure monatelang im Magensaft fehlt und
die Verdauung trotzdem im ganzen leidlich von statten geht. Um
also der Bauchspeicheldrüse eine grössere Selbständigkeit zu
sichern, mussten wir geneigt sein, die Wirksamkeit der oben
genannten Erreger anzuerkennen. Die Entscheidung liegt bei den
Fakten. Wir haben diese Frage mit Absicht bis aufs Ende der
Vorlesung aufgeschoben, da ihre Lösung mit früher konstatierten
Verhältnissen eng zusammenhängt. Die Versuche, welche die
speziellen Erreger des Pankreas betreffen, sind, wie wir gesehen
haben, sehr einfach; ganz anders liegen die Dinge bei denjenigen
Agentien, die zugleich Erreger der Magensekretion sind. Sie
werden nämlich durch die Säure des Magensaftes natürlich auch
mittelbare Erreger des Pankreas sein, doch liegt hierin noch keine
Lösung der Frage. Es ist notwendig aufzuklären, ob sie nicht
auch selbständig, direkt, unabhängig von der Acidität des Magensafts, wirken können, und dieses ist wahrlich nicht leicht.

Dr. K u w s c h i n s k i hatte schon längst gezeigt, dass das
Necken eines hungrigen Tieres durch Vorweisung von Nahrung
zuweilen eine sehr energische Absonderung des Bauchspeichels

hervorruft. Seine Schlussfolgerung jedoch, die damals vollkommen
berechtigt war, dass die Nerven des Pankreas auf psychischem
Wege erregt werden, bedarf jetzt offenbar einer neuen Prüfung:
haben wir es hier nicht mit der erregenden Wirkung des Magensaftes zu thun, der sich im Magen unter dem Einfluss des
psychischen Momentes angesammelt hat? Es war notwendig, den
Versuch in einer Form zu wiederholen, welche die Vermittlung
der Säure ausschloss. Im Anfang hatten wir unsere Hoffnung
auf ein kompliziertes Operationsverfahren gesetzt: wir machten
einem Hunde die Ösophagotomie und legten eine Magen- und
Pankreasfistel an. Wir unterwarfen dann einen solchen Hund
der Scheinfütterung bei o f f e n e r M a g e n f i s t e l und konnten
hierbei das Eintreten oder eine Verstärkung der Pankreassekretion
beobachten. Das Resultat dieses Versuches ist jedoch zweideutig,
es wäre nur dann entscheidend gewesen, wenn bei unserer Versuchsordnung kein Saft geflossen wäre. Jetzt jedoch konnten
wir wiederum verschiedene Voraussetzungen machen. Es mochte
ja auch bei geöffneter Magenfistel ein Teil des Magensaftes
in das Duodenum gelangt sein. Jedoch es bot sich ein neuer
Weg zur Entscheidung der Frage dar: die Bestimmung der Latenzperiode der Scheinfütterung für das Pankreas. Die Latenzperiode
der Magensaftsekretion ist beim Hunde, wie ich schon gesagt
habe, nach der Richtung des Minimums scharf begrenzt, sie ist
niemals kürzer, als $4^1/_2$ Minuten. Der Bauchspeichel hingegen
beginnt 2 bis 3 Minuten nach Einführung des Erregers, z. B.
einer Säure, zu fliessen. Auch bei den Neckversuchen verstärkt
sich die Sekretion gewöhnlich schon 2 bis 3 Minuten nach Beginn
des Foppens. Dieses scheint mir für eine unmittelbare Einwirkung des psychischen Momentes auf die sekretorischen Nerven
der Bauchspeicheldrüse zu sprechen, wie sie schon längst für
das Centrum der sekretorischen Magennerven konstatiert ist. Hiermit hängt wahrscheinlich auch eine Erscheinung zusammen, die
man oft beobachten kann, wenn man die Absonderung des Pankreassaftes bei einem hungernden Tiere verfolgt: nach einem
kollernden Geräusch in der Bauchhöhle tritt oft eine mehr oder
minder starke Sekretion ein, wobei jedoch die Magendrüsen ganz

in Ruhe bleiben. Man kann sich vorstellen, dass ein flüchtiges Verlangen nach Speise die Centren der motorischen Nerven des Darms und der sekretorischen des Pankreas leicht in Funktion setzt, zur Erregung der trägeren Magenabsonderung (sie hat ja auch eine längere Latenzperiode) jedoch ungenügend ist. Es ist ausserdem möglich, dass das Centrum der Pankreasnerven, als zum Darmanteil der Verdauungsorgane gehörig, mehr oder weniger eng mit dem Centrum der motorischen Darmnerven assoziiert ist. Die psychische Erregung der Darmbewegungen ist aber ein allbekanntes Faktum und sprichwörtlich geworden, wenn man z. B. sagt, dass es bei starkem Hunger im Magen knurre. Jedenfalls muss die Frage von der psychischen Erregung des Pankreas noch weiter bearbeitet werden.

Dieselben Fragen, wie bei der psychischen Erregung, haben wir auch hinsichtlich der Beziehungen des Wassers zum Pankreas zu berücksichtigen. Wenn man Wasser in den Magen eingiesst, so treibt es den Pankreassaft. Weshalb jedoch? Weil es selbständig die Drüsen erregt, oder weil es vorher durch den Magensaft angesäuert wird? Bei den Versuchen, die diese Frage entscheiden sollten, wurde dieselbe Methode, wie beim Fette, angewandt (Dr. Damaskin). Wenn man einem Hunde, ohne dass er es merkt und bei ruhenden Magendrüsen, 150 ccm Wasser in den Magen giesst, so sieht man nach 2 bis 3 Minuten die Absonderung des pankreatischen Saftes beginnen oder deutlich stärker werden. Wartet man noch 1 bis 2 Minuten und entleert dann den Magen, so findet man gewöhnlich noch etwas Wasser, oder vielmehr eine neutrale, resp. alkalische Flüssigkeit vor. Zuweilen dauert die Absonderung des Pankreassaftes auch nach der Entleerung des Magens noch einige Zeit lang fort, obgleich es im Magen überhaupt zu keiner Saftsekretion kommt, oder die Sekretion doch nicht vor 10 Minuten beginnt. Die Schlussfolgerung ist klar und einwandsfrei: das Wasser ist ein selbständiger, direkter Erreger des Innervationsapparates des Pankreas.

Endlich die letzte Frage: wie wirken die chemischen Erreger der Magendrüsen, z. B. diejenigen, welche wir in den Extraktivstoffen des Fleisches gefunden haben? Die entsprechenden Ver-

suche wurden ebenso angeordnet, wie die Versuche mit reinem
Wasser, und ergaben auch das nämliche Resultat: nach der Ein-
giessung von Fleischextraktlösung begann die Absonderung ebenso
schnell, wie nach Wasser, und war keinesfalls ergiebiger.

Wenn wir nun das Facit der mitgeteilten Thatsachen ziehen,
so können wir sagen, dass es einige Erreger giebt, die den Magendrüsen und dem Pankreas gemeinsam sind; dies sind vielleicht
das psychische Moment, das leidenschaftliche Verlangen nach
Speise, und sicher — das Wasser. Dann aber haben beide
Organe ihre speziellen Erreger: die Magendrüsen die Extraktivstoffe, und das Pankreas — Säure und Fette.

Wir müssen noch einige Zeit bei den Hemmungserscheinungen
verweilen, die sich in besonderen Fällen in der Thätigkeit der
Bauchspeicheldrüse kundthun. Wie wir schon erwähnt haben,
sind Lösungen der Alkalien und alkalischen Salze der Alkalimetalle nicht nur keine Erreger des Pankreassaftes, sondern
sie üben sogar eine hemmende Wirkung aus. Ich werde diese
Versuche genauer beschreiben. Es wurde die safttreibende·
Wirkung der genannten Lösungen mit der des reinen Wassers
verglichen; jedesmal war bei den Lösungen die Absonderung des
Pankreassaftes bedeutend geringer. Ich teile aus der Arbeit des
Dr. Becker einige hierher gehörige Zahlen mit.

Der Saft wird halbstündlich gesammelt und registriert:

250 ccm Wasser in den Magen gegossen:	2 g Natr. bicarb. in 250 ccm Wasser gegeben:	250 ccm Wasser in den Magen gegossen:
5,6 ccm	4,2 ccm	18,0 ccm
9,9 „	0,6 „	7,3 „
6,2 „	1,0 „	— „

Die hemmende Wirkung wurde auch in anderer Form untersucht, wobei besonders erforscht werden sollte, wie lange eine solche
Wirkung andauert. Einem Hunde wird durch die Sonde die zu
untersuchende Lösung in den Magen gegossen. Eine Stunde später
erhält der Hund seine gewöhnliche Nahrung, und die erfolgende
Sekretion wird mit der normalen verglichen. Hierbei wurde stets

eine bedeutende Verminderung der Absonderung konstatiert.
Wiederum ein Beispiel aus der Arbeit des Dr. Becker.
Die Absonderung wird in stündlichen Perioden registriert.

Der Hund erhält 1200 ccm Milch und 2 Pfund Brot;	2 Stunden vor der Fütterung erhielt der Hund 400 ccm Essentucky-Wasser:	Dieselbe Nahrung ohne Essentucky:
46,6 ccm	32,2 ccm	42,3 ccm
45,4 „	56,3 „	62,1 „
53,5 „	21,5 „	46,4 „
18,1 „	15,7 „	21,4 „
22,4 „	12.0 „	14,5 „
18,7 „	14,4 „	13,9 „
Summa 204,7 „	Summa 152,1 „	Summa 199,0 „

Hier bitte ich daran zu denken, was ich Ihnen in der ersten
Vorlesung über die Wirkung eines chronischen Sodazusatzes zur
Nahrung gesagt habe. Ein solcher Zusatz setzt auf lange Zeit die
sekretorische Thätigkeit der Bauchspeicheldrüse bedeutend herab;
es kommt zu ganz ungewöhnlichen Minimalwerten.

Somit ist die Thatsache, dass einige Stoffe die Pankreassekretion herabsetzen, in hohem Grade frappant und verdient
gewiss unsere Beachtung. Wie wir uns den Mechanismus der
Hemmung denken sollen, bleibt noch dahingestellt; es ist vorläufig schwer zu entscheiden, ob hier nur eine lokale Einwirkung
auf die peripheren Endigungen der reflex-vermittelnden Nerven
vorliegt, oder ob noch eine Einwirkung durch das Blut hinzukommt.
Dass die lokale Wirkung hierbei jedenfalls nicht unbeteiligt ist,
wird daraus ersichtlich, dass nicht nur den genannten Substanzen
eine hemmende Wirkung eigen ist, sondern auch anderen, die
sich leicht in Wasser lösen, z. B. dem Zucker, wie Versuche von
Dr. Damaskin gezeigt haben. Man gewinnt den Eindruck,
als ob die in Wasser leicht löslichen Substanzen demselben etwas
von seinen gewöhnlichen Eigenschaften nehmen und es dadurch
unfähig machen, als lokales Reizmittel zu dienen.

Dies sind alle Thatsachen, die unser Laboratorium hinsichtlich der normalen Erreger der Bauchspeicheldrüse gesammelt

hat. Wir glauben uns berechtigt, sie als neu zu bezeichnen, obgleich der Gedanke an eine spezielle Reizwirkung der Säure und des sauren Chymus schon vor langer Zeit ausgesprochen wurde. Jedoch vom blosen Gedanken ist es noch weit bis zur klaren und präzisen Thatsache. Und dass dieser Gedanke, weil auf keine präzise Fakten gegründet, keine Verbreitung gefunden hat, erhellt daraus, dass in späteren Arbeiten und Lehrbüchern konstant nur von einer Reizwirkung der Speise a l s G a n z e m die Rede ist.

Ich habe, meine Herren, den faktischen Teil meiner Vorlesungen beendet und bin weit entfernt zu glauben, dass unser Gegenstand hiermit seinem Wesen nach erschöpft sei. Vieles, sehr vieles muss noch errungen werden, bis wir uns zu einem endgiltigen Siege auf unserem Gebiete Glück wünschen können; das Erworbene ist jedoch schon deshalb teuer, weil es der künftigen Forschung als Wegweiser dienen kann. Wir haben jetzt viel mehr offene Fragen vor uns, als noch vor kurzem; und dieser Reichtum der Fragestellung ist ein Fortschritt der Forschung, denn er legt Zeugnis ab von der Kenntnis eines weiten Gebietes, das wir von allgemeinen Gesichtspunkten aus erfasst haben und nun zur eingehenden Bearbeitung teilen wollen. Der Fragen sind so viele, dass man sie zur Besprechung gruppieren muss. In der zweiten Vorlesung haben wir die grosse Kompliziertheit, nebenbei aber auch Beständigkeit und Akkuratesse der Arbeit der Magendrüsen und des Pankreas kennen gelernt. Es ist nun notwendig, jeden einzelnen Punkt dieser komplizierten Arbeit zu erklären, wobei die Interessen der einzelnen Nahrungsbestandteile, die Wohlfahrtsbedingungen des Verdauungskanals und des ganzen Organismus berücksichtigt werden sollen. Speziell müssen wir auf die Fragen antworten, warum im gegebenen Moment soviel, und nicht eine andere Menge Saft sezerniert wird, warum er diese und nicht andere Eigenschaften hat, wodurch seine quantitativen und qualitativen Schwankungen die Verdauung der Speise befördern, wie sie der Integrität des Verdauungskanals und des ganzen Organismus dienlich sind. — An diese Fragen reihen sich andere: wie kommen alle diese Schwankungen der Drüsenthätigkeit zustande? Wir haben oben die Speisen in ihre ein-

zelnen Elemente zerlegt und besprochen, jedoch lange noch nicht
alle realen Bestandteile in Betracht gezogen. Man muss sie
natürlich alle kennen lernen und ihre Bedeutung bestimmen.
Aus der Wirkung der elementaren Bestandteile muss jeder einzelne Punkt der Absonderungskurve erklärt werden, die wir bei
dem Genusse einer zusammengesetzten Speise beobachten. Um
diese Aufgabe zu lösen, muss man die erforschten elementaren
Bestandteile successiv miteinander vereinigen, die Nahrung Schritt
für Schritt synthesieren und ausserdem die Eigenschaften des
Saftes in jeder Phase der sekretorischen Thätigkeit einer genauen
Analyse unterwerfen. Bei einer komplizierten Nahrung wird man
im Stande sein, aus den Eigenschaften des Saftes auf den Erreger zu schliessen; so kann man z. B. aus der Alkalescenz des
Pankreassaftes den Rückschluss ziehen, dass seine Absonderung
durch Säure veranlasst war. Eine Übereinstimmung der nach
beiden· Methoden — der analytischen und der synthetischen —
erhaltenen Resultate bietet die beste Gewähr für ihre Richtigkeit — Natürlich wird die systematische Untersuchung der Elemente der Nahrung zur Entdeckung vieler ungeahnter Beziehungen zwischen den Nahrungsstoffen einerseits und den
Verdauungsdrüsen andererseits führen. Die vollständige Antwort
auf die beiden Gruppen von Fragen, weshalb und auf welche
Weise die Drüsenthätigkeit variiere, werden wir erst dann erhalten,
wenn sich zur Untersuchung der sekretorischen Arbeit eine genaue
Untersuchung des Inhalts des Verdauungskanals gesellen wird,
wenn wir zu jeder Zeit der Verdauungsperiode und für jeden
Punkt des Magendarmkanals genau wissen werden, wo sich ein
gegebener Bestandteil der Nahrung befindet, und welchen Veränderungen er in jedem gegebenen Moment unterworfen ist. —
Die letzte Gruppe von Fragen betrifft einerseits die Wirkung der
elementaren Nahrungsbestandteile, d. h. die Lehre vom Angriffs-
ort, der Wirkungsart und den Kombinationsergebnissen der lokalen
spezifischen Erreger, andererseits aber den Verlauf der centralen
Innervationsvorgänge, die ja nicht nur durch Impulse von der
Peripherie des Verdauungskanals, sondern auch durch Einflüsse
anderer Organe bestimmt werden. Natürlich sind die Fragen

dieser einzelnen Gruppen aufs Innigste miteinander verflochten. Es ist verständlich, dass diese Fragen auch für diejenigen Reaktive des Verdauungskanals Geltung besitzen, die, wie die Galle und der Darmsaft, nicht in dem Rahmen unserer Darstellung Platz gefunden haben, da ihre Physiologie von dem in diesen Vorlesungen durchgeführten Gesichtspunkte aus noch unzulänglich bearbeitet ist. In letzter Zeit haben Versuche von Dr. B r u n o , die in unserem Laboratorium über den Eintritt der Galle in den Verdauungskanal angestellt wurden, einen ebenso genauen und feinen Zusammenhang desselben mit den verschiedenen Sorten der Nahrung dargethan, wie wir ihn oben für den Magen- und Pankreassaft kennen gelernt haben. — Wenn auch noch viel zu thun übrig bleibt, so können wir doch damit zufrieden sein, was schon geleistet ist. Unsere Resultate haben, wie wir hoffen, die plumpe und unfruchtbare Meinung endgiltig aus unserem Gebiete vertrieben, dass der Verdauungskanal universal reizbar sei, unterschiedslos durch jedes mechanische, chemische, thermische Agens, ohne Rücksicht auf die Besonderheit einer jeden einzelnen Verdauungsaufgabe. Bei dem gegenwärtigen Stand der Dinge können diese Agentien bei intensiver Einwirkung blos als begünstigende oder hemmende Einflüsse, nicht aber als normale und bestimmende Dirigenten der sekretorischen Verdauungsarbeit gelten. An Stelle eines groben Scheinwissens sehen wir jetzt die Umrisse eines kunstvollen Mechanismus, der, wie alles, was wir in der Natur erkennen, von erhabener Feinheit und innerer Zweckmässigkeit ihrer Vorgänge zeugt.

Ein wesentlicher Vorteil für den Verdauungsprozess entspringt schon aus dem instinktiven Verlangen nach Nahrung, denn ausser dem Antrieb, die Nahrung zu suchen und dem Organismus einzuverleiben, liefert dieser Instinkt zu gleicher Zeit den ersten und stärksten Erreger vieler Verdauungsdrüsen. Die Flüssigkeiten verschiedener Reaktion, die dank seiner Wirkung sezerniert werden, führen einen namhaften Teil der Speise in eine lösliche, halbflüssige Form über, sodass jetzt die chemischen Eigenschaften des Speisebreies zur Geltung kommen können. Deshalb wird der anfängliche Verlauf der Drüsenthätigkeit jetzt modifiziert und den Bestand-

teilen der aufgenommenen Nahrung entsprechend abgeändert, denn
die letzteren können ja jetzt an die Endapparate des neurosekretorischen Systems appellieren. Im Interesse aller Substanzen etabliert
sich ein gewisses Gleichgewicht der Menge und Stärke der Reaktive,
die einen werden gefördert, die anderen abgeschwächt und bis zu
einem gewissen Grade gehemmt; von den einzelnen Nahrungs-
bestandteilen wird ein förmlicher Kampf um den Besitz der Reaktive gefochten. Mit der Nahrungsaufnahme hatte die sekretorische Arbeit begonnen; jetzt pflanzt sie sich dank der zweck-
dienlichen Verkettung der einzelnen Instanzen immer weiter im
Verdauungskanal fort.

In meiner Rede in der Gesellschaft russischer Ärzte, die
ich im Anfang dieser Vorlesungen erwähnt habe, hatte ich die
Zuversicht geäussert, dass wir nach 10 Jahren die chemische
Arbeit des Verdauungskanals ebenso gut kennen werden, wie wir
jetzt den physikalischen Apparat unseres Auges beherrschen. Seitdem sind zwei Jahre verflossen, und wenn ich auf ihre Ergebnisse
zurückblicke, so sehe ich keinen Grund, meine Worte zurück-
zunehmen. Auch im Westen beginnt man sich für unser Forschungs-
gebiet lebhaft zu interessieren; mit unseren Arbeitern werden sich
vielzählige europäische Kollegen vereinigen, und, wenn die Untersuchung einmal auf den rechten Weg gebracht ist, so wird sie
schnell und vollständig erledigt werden. Wir haben es ja nicht
mit Fragen über das Wesen des Lebens, über den Mechanismus
und Chemismus der Zellen zu thun; die Beschäftigung mit diesen
Fragen wird voraussichtlich noch für eine lange Reihe von Gene-
rationen den Gegenstand eines fesselnden, aber niemals voll be-
friedigenden Interesses bilden, ehe sie zur endgiltigen Lösung der
Probleme führt. In unserem Stockwerke des Lebens, in der
Organphysiologie, die wir der cellularen gegenüber-
stellen wollen, kann man jedoch mit Recht für viele Gebiete
hoffen, dass die reziproken Beziehungen der einzelnen Bestandteile
eines Organsystems (z. B. des Verdauungskanals) und seine Beziehungen zu den betreffenden Objekten der äusseren Natur (im
gegebenen Falle zur Speise) einer vollkommenen Klärung ent-
gegensehen. Auf der Stufe der Organphysiologie abstrahieren wir

von solchen Fragen, was denn der periphere Endapparat eines centripetalen Nerven sei, und wie er diese oder jene Erregung perzipiere; was der nervöse Prozess sei, durch welche Reaktionen und molekuläre Veränderungen in der sekretorischen Zelle diese oder jene Fermente entstehen und dieses oder jenes Reaktiv bereitet werde. Wir sehen diese Eigenschaften und die elementaren Funktionen als gegeben an, erforschen die Regeln und Gesetze ihrer Wirkung im ganzen Apparat und lernen, wie man diesen Apparat in seiner Thätigkeit leiten, d. h. ihn in gewissen Grenzen b e h e r r s c h e n könne.

Achte Vorlesung.

Die physiologischen Ergebnisse und die Lehren des Instinkts und der ärztlichen Erfahrung.

INHALT: Es wäre im Interesse der Medizin zu wünschen, dass die in den Vorlesungen beschriebenen Methoden bei einer experimentellen Untersuchung der Pathologie und Therapie des Verdauungskanals im Sinne des Dargelegten Anwendung finden. — Die Thatsache, dass der Beginn der sekretorischen Arbeit des Magens auf der Bethätigung des psychischen Momentes beruht, harmoniert mit der Forderung des alltäglichen Lebens, das Essen solle stets mit Aufmerksamkeit und mit Vergnügen genossen werden. — Die Wiederherstellung des Appetits war von jeher das Bestreben der Ärzte. — Die Gleichgiltigkeit der heutigen Ärzte gegen den Appetit; vermutliche Ursachen derselben. — Heilmassregeln, die auf Erweckung des Appetits gegründet sind. — Die Heilwirkung der Amara beruht auf Erregung des Appetits. — Die Gebräuche des Mittagsmahls entsprechen unseren physiologischen Ergebnissen. — Physiologische Begründung instinktiver Gebräuche und empirischer Massnahmen. — Bedeutung einer sauren Reaktion der Speise. — Diätetik des Fettes und seine therapeutische Verwendung. — Die Sonderstellung der Milch unter den Nahrungsmitteln lässt sich physiologisch begründen. — Erklärung der Heilwirkung von Soda und Kochsalz. — Erklärung individueller Verschiedenheiten der Arbeit der Verdauungsdrüsen. — Beteiligung der sekretorischen Hemmungsnerven in pathologischen Fällen. — Schlussworte.

Meine Herrn! Heute wollen wir das früher mitgeteilte Forschungsmaterial unseres Laboratoriums mit den Gebräuchen der Nahrungsaufnahme und mit den Massnahmen in Einklang bringen, die ärztlicherseits bei Erkrankungen des Verdauungsapparates vorgeschrieben werden. Um auch hier unser Wissen zu vollem Triumph zu führen und ihm die nützlichste Anwendung zu sichern, hätten wir natürlich mit denselben Methoden und von denselben Gesichtspunkten aus auch die Pathologie und Therapie des Verdauungsapparats experimentell behandeln müssen. Und kaum würden wir jetzt auf bedeutende Schwierigkeiten gestossen sein; es können ja viele pathologische Prozesse, besonders dank den Fortschritten der Bakteriologie, im Laboratorium künstlich hervorgerufen werden; haben wir es doch gewissermassen mit äusseren Erkrankungen zu thun, denn durch unsere gegenwärtige Methodik wissen wir uns zu jedem Punkte der Oberfläche des Verdauungskanals Zugang zu schaffen. An solchen „pathologischen" Tieren könnte man in präziser und ausführlicher Weise die funktionellen Abweichungen unseres Apparates, d. h. die Veränderungen der sekretorischen Thätigkeit, der Eigenschaften der Sekretion und ihrer Bedingungen, feststellen. An denselben Tieren müsste man auch therapeutische Massnahmen prüfen, das endgiltige Resultat und den ganzen Verlauf der Heilung experimentell verfolgen, den Zustand der sekretorischen Thätigkeit während jeder Phase der Heilperiode erforschen. Man kann wohl kaum daran zweifeln, dass die wissenschaftliche, d. h. ideale, Medizin erst dann den gebührenden Platz einnehmen wird, wenn sich neben der experimentellen Physiologie und Pathologie auch eine experimentelle Therapie entwickelt haben wird. Den Beweis, dass letzteres möglich sei, hat die unlängst emporgeblühte Bakteriologie geliefert.

. Ich habe bereits einen derartigen pathologisch-therapeutischen Versuch beschrieben: an den Hunden nämlich, denen die Nn. vagi am Halse durchschnitten waren. Ich erinnere mich noch anderer solcher Fälle. Unser Hund mit den zwei Mägen wurde bisweilen von einem leichten, vorübergehenden Magenkatarrh befallen. Es war interessant zu sehen, dass der pathologische Prozess (den wir gewöhnlich selbst verschuldet hatten) sich vom grossen Magen auf den kleinen Magen übertrug: er äusserte sich hier in einer beinahe kontinuierlichen schleimigen Absonderung von sehr geringer Acidität, aber bedeutender Verdauungskraft. Im Beginn der Erkrankung, oder noch bevor die Erkrankung augenfällig wurde, war die psychische Sekretionserregung auffallenderweise wirksam, d. h. lieferte noch Saft in genügender Menge, während lokale Erreger eine Wirkung beinahe gänzlich vermissen liessen. Man kann sich hierbei vorstellen, dass die tieferen Schichten der Schleimhaut mit ihren Drüsen noch gesund waren und leicht auf centralem Wege zur Thätigkeit angespornt werden konnten, während die oberflächliche Schicht der Schleimhaut mit den Endapparaten der centripetalen Nerven schon bedeutend affiziert war. Ich führe diese — ich möchte eher sagen Eindrücke, als präzise Beobachtungen — deshalb an, weil ich zeigen möchte, ein wie dankbares Arbeitsfeld den Forscher erwartet, der mit Hilfe der gegenwärtigen Methoden und ihrer Resultate die pathologischen Zustände der Verdauungsorgane und ihre Behandlung studieren wollte. Eine solche Untersuchung ist um so mehr wünschenswert, als die klinische Bearbeitung desselben Gegenstandes trotz der in den letzten Jahren aufgebotenen Energie und der erzielten Erfolge mit schwierigen Verhältnissen zu kämpfen hat. Wir dürfen nicht vergessen, dass die Schlundsonde, das Hauptinstrument der Klinik, noch viel unbequemer ist, als diejenige Form der Magenfistel, welche an Tieren praktiziert wird; und doch hat die Physiologie des Magens selbst unter Anwendung der letzteren Methode in langen Jahren keine wesentlichen Fortschritte gemacht. Und dieses ist wohl begreiflich: die Forscher erhielten durch die Fistel ein Gemenge von Stoffen, in denen sich zu orientieren sehr schwer, zuweilen sogar unmöglich war.

Somit gehört die streng wissenschaftliche Bearbeitung therapeutischer Fragen noch der Zukunft an; dieses schliesst jedoch die Möglichkeit nicht aus, dass die neuen Errungenschaften der Physiologie auf die Thätigkeit des Arztes fruchtbringend einwirken werden. Natürlich kann die Physiologie keinen Anspruch darauf machen, den Arzt gebieterisch zu leiten, denn da sie über kein vollkommenes Wissen verfügt, erweist sie sich beständig enger, als die weite Welt klinischer Realität. Dafür aber vermögen physiologische Kenntnisse oft den Mechanismus einer Erkrankung und den Sinn empirischer Heilmethoden aufzuklären. Es sind zwei ganz verschiedene Dinge: ein Mittel anwenden, dessen Wirkung man nicht kennt, oder — wie viel vorteilhafter ist dies! — genau zu wissen, was man thut. Im letzteren Falle wird auch die Beeinflussung des erkrankten Apparates erfolgreicher sein, weil sie sich den speziellen Bedürfnissen besser anpassen lässt. Dann wird auch die Medizin, wenn sie sich tagtäglich durch neue

physiologische Thatsachen bereichert, endlich dazu werden, was
sie im Ideale sein muss: nämlich zur Kunst, den schadhaften
Mechanismus des menschlichen Körpers auf Grundlage seiner
genauen Kenntnis zu flicken, — zur angewandten Physiologie.
Kehren wir zu unserem Thema zurück. Wenn man überhaupt zugeben will, dass der menschliche Instinkt das Resultat
der täglichen Erfahrung ist, die zur unbewussten Anpassung an
die günstigsten Lebensbedingungen geführt hat, so ist speziell in
der Physiologie der Verdauung der Ausspruch berechtigt, dass die
Physiologie lediglich die Vorschriften des Instinktes bestätige.
Uns scheint, dass auch in den oben mitgeteilten physiologischen
Thatsachen der Instinkt vor dem Richterstuhle der Physiologie
oft glänzend zu Recht besteht. Wohl am eindringlichsten wird
die alte empirische Forderung betont und bekräftigt, dass man
die Speise mit Aufmerksamkeit und mit Vergnügen einnehmen
solle. Überall wird der Akt des Essens mit gewissen Gebräuchen
umgeben, die ihn dem Getriebe der täglichen Arbeit entrücken
sollen; es wird eine besondere Tageszeit normiert; eine Tisch-
gesellschaft von Verwandten, Bekannten, Kameraden versammelt; es
werden gewisse Vorbereitungen getroffen (in England wechselt man
die Kleider, oft wird das Mahl vom Ältesten der Familie gesegnet);
bei besser situierten Klassen giebt es ein besonderes Zimmer zum
Speisen, es werden Musikanten und andere Leute geladen, die
den Tafelnden Kurzweil machen — mit einem Wort, es ist alles
darauf berechnet, die Gedanken von den Sorgen des Alltagslebens
abzulenken und auf die bevorstehende Mahlzeit zu konzentrieren.
Von diesem Standpunkte ist es auch begreiflich, weshalb ernste
Gespräche, ernste Lektüre während der Mahlzeit für unpassend
gelten. Hierauf beruht auch wahrscheinlich die Bedeutung des
Alkoholgenusses während der Mahlzeit, denn der Alkohol,
der schon in den ersten Phasen seiner Wirkung eine leichte
Narkose hervorbringt, trägt dazu bei, den Menschen von der
drückenden Last der Tagessorgen zu befreien. Natürlich findet
man diese hoch entwickelte Hygiene des Essens nur bei den intelligenten, wohlhabenden Gesellschaftsklassen, erstens deshalb, weil
hier die geistige Thätigkeit zu angestrengt und die verschiedenen

Fragen des Lebens zu brennend sind; zweitens, weil hier die
Speise gewöhnlich in grösserer Quantität geboten wird, als es den
Bedürfnissen des Organismus entspricht. Bei den ärmeren Klassen
jedoch, wo das geistige Leben elementarer ist, bethätigt sich bei
der grösseren Anstrengung der Muskulatur und bei der durchweg
ungenügenden Ernährung das Interesse zur Speise schon normaler
Weise, ohne besondere Massnahmen und Pflege, stark und lebendig
genug. Dieselben Verhältnisse geben den Grund dazu, weshalb
die Zubereitung der Speisen bei den höheren Klassen so gewählt
und bei den niederen so einfach ist. Alle Zuthaten zur Speise,
die Vorkost vor der eigentlichen Mahlzeit, sind offenbar darauf berechnet, die Neugier, das Interesse zu wecken, das Verlangen
nach Speise zu stärken. Wie oft sehen wir nicht, dass jemand,
der sein gewöhnliches Mahl mit Gleichgiltigkeit begonnen, es
später mit sichtlichem Vergnügen verzehrt, nachdem er seinen
Geschmack durch irgend etwas Scharfes, wie man sagt, Pikantes,
gereizt hat. Es war also nötig, dem Geschmacksapparat einen
Anstoss zu geben, ihn in Bewegung zu setzen, damit später seine
Thätigkeit durch minder starke Erreger unterhalten werden könne.
Für einen Menschen, der Hunger spürt, sind solche Extramassregeln
natürlich nicht nötig, für ihn bietet die Stillung des Hungers an
und für sich einen genügenden Genuss dar; nicht umsonst pflegt
man zu sagen, der Hunger sei der beste Koch. Jedoch ist auch
dieses nur bis zu einem gewissen Grade richtig, denn ein gewisses
Quantum Wohlgeschmack der Speise wird von jedem Menschen,
selbst vom Tiere verlangt. Sogar ein Hund, der stundenlang ge-
hungert hat, wird nicht alles gleich freudig nehmen, was sonst wohl
Hunde fressen, sondern die ihm behagenden Speisen aussuchen.
Mithin ist die Gegenwart einer gewissen Würze in der Speise ein
allgemeines Bedürfnis, obgleich natürlich im besonderen die Ge-
schmacksneigungen der einzelnen Individuen verschieden sind.
Diese kurze Besprechung, wie sich die einzelnen Menschen zum
Akte des Essens verhalten, legt davon Zeugnis ab, dass sie immer
bedacht sind, die Aufmerksamkeit, das Interesse für die Speise
wach zu erhalten und den Genuss an der Mahlzeit zu fördern; dass
sie, wie man sagt, um ihren Appetit besorgt sind. Alle wissen,

dass das normale, zuträgliche Speisen ein Speisen mit Appetit,
mit empfundenem Genuss ist; jedes andere Essen, das Essen auf
Befehl, aus Überzeugung, wird schon mehr als Übel angesehen,
und der Instinkt der menschlichen Gesundheit sträubt sich dagegen. Die Wiederherstellung des Appetits ist deshalb eine der
häufigsten Bitten, die an den Arzt ergehen. Die Ärzte aller Zeiten
und Länder haben es für eine wichtige Pflicht gehalten, neben
der Bekämpfung des Grundleidens ihrer Patienten besonders für
eine Wiederherstellung des Appetits zu sorgen. Ich glaube, dass
sie hierin nicht nur vom Bestreben geleitet wurden, die Patienten
von einem lästigen Symptome zu befreien, sondern auch von der
Überzeugung, dass die Rückkehr des Appetits an und für sich
die Einkehr normaler Verdauungsverhältnisse begünstigen werde.
Man kann sagen, dass in demselben Masse, wie der Patient seinen
verlorenen Appetit zurückwünschte, der Arzt nach Kräften bemüht
war, ihn wiederherzustellen. Deshalb haben wir nicht wenig
Arzneimittel, die speziell „Appetitmittel" genannt werden. Leider
ist jetzt die medizinische Wissenschaft von dieser richtigen, den
realen Verhältnissen entsprechenden, Behandlung des Appetits ab-
gekommen. Wenn man die jetzigen Lehrbücher der Verdauungs-
krankheiten liest, so ist es auffallend, wie wenig der Appetit als
Symptom und seine spezielle Therapie beachtet wird; nur in
einigen von ihnen wird durch kurz hingeworfene Phrasen auf die
Bedeutung des Appetits als eines Faktors der Verdauung hingewiesen. Hingegen kann man auf Bücher stossen, in denen dem
Arzt empfohlen wird, keine Massnahmen gegen den schlechten
Appetit, ein so unbedeutendes subjektives Symptom, zu ergreifen!
Nach dem, was ich Ihnen in diesen Vorlesungen gesagt und
gezeigt habe, kann man solche Ansichten nur als grosse Verirrung bezeichnen. Wenn irgendwo, so fällt gerade hier die
symptomatische Behandlung mit der essentiellen zusammen. Wenn
der Arzt bei Verdauungsstörungen es für notwendig findet, die
sekretorische Thätigkeit durch verschiedene Mittel anzuregen, so
kann dieses Ziel am sichersten und vollständigsten dadurch erreicht
werden, dass man dem Kranken wieder zu Appetit verhilft. Wir
haben oben gesehen, dass sich kein anderer Erreger des Magen-

saftes in qualitativer und quantitativer Hinsicht mit dem leidenschaftlichen Verlangen nach Speise messen kann. Bis zu einem
gewissen Grade können wir uns vorstellen, und dieses trägt zur
Klärung der Sache bei, wie die ärztliche Wissenschaft unserer
Zeit dazu gekommen ist, die Appetitlosigkeit als Heilobjekt
so geringschätzig zu behandeln. Jetzt, wo die experimentelle
Methode immer mehr[1] in die ärztliche Wissenschaft eindringt,
werden viele pathologische Faktoren und therapeutische Agentien
nach dem Attest beurteilt, das sie im Laboratorium erhalten;
d. h. sie werden gewürdigt, insoweit sie sich im Laboratorium
bewährt haben. Natürlich bezweifeln wir nicht, dass diese
Richtung einen grossen Fortschritt bedeutet, jedoch auch hier,
wie in jedem Werke der Menschen, geht es nicht ohne Fehler
und Übertreibungen ab. Wir dürfen doch eine Erscheinung
nicht deshalb als Phantasiegebilde ansehen, weil sie sich unter
gegebenen experimentellen Bedingungen nicht realisieren lässt;
wir kennen eben oft nicht alle wesentlichen Bedingungen des
betreffenden Vorganges und können uns den Zusammenhang der
einzelnen Lebensfunktionen noch nicht in der gewünschten Voll-
ständigkeit vorstellen. Die Klinik und die Pathologie der Verdauung hoffte im Laboratorium eine Stütze zu finden, stiess aber
dort auf nichts, was auf den Appetit Bezug hatte, und vernach-
lässigte ihn deshalb auch in der ärztlichen Praxis. Wie schon
oben gesagt, wurde in der Physiologie nur flüchtig, und auch
das nicht einmal von allen Autoren, des psychischen Magensafts
Erwähnung gethan; und wenn es einmal geschah, so doch mehr
als Kuriosum. Eine wichtige Bedeutung wurde hingegen dem
mechanischen Reize zugesprochen, dessen Wirksamkeit sich jetzt,
bei besserer Entwicklung unserer Kenntnisse, als Phantasieprodukt
herausgestellt hat. Nun ist der Irrtum experimentell beseitigt;
jedem der streitenden Faktoren ist der gebührende Platz zugewiesen, und wenn jetzt die Klinik dem gerechten Verlangen
nach experimenteller Bearbeitung ihrer Fragen folgt, so wird
sie auch in der praktischen Thätigkeit dem Appetit das alte
Anrecht auf Beachtung und Behandlung einräumen müssen.

Trotz der Gleichgiltigkeit unserer Ärzte gegen den Appetit
an und für sich sind doch viele ärztliche Massnahmen im Grunde
genommen darauf berechnet, eben den Appetit zu pflegen oder ihn
zu berücksichtigen. Hierin offenbart sich die siegende Wahrheit
des Empirismus! Wenn man dem Patienten einschärft, er solle
in kleinen Portionen und nicht bis zur Sättigung essen; wenn
man ihn mit dem Essen bis zur speziellen Erlaubnis des Arztes
warten lässt; wenn man ihn, wie z. B. in der Mitchell-Kur, aus
der gewohnten Umgebung entfernt, ihn in ein Bad schickt, wo
sich das ganze Leben nach physiologischen Bedürfnissen und
speziell nach dem Essen regelt — so sucht in allen diesen Fällen
der Arzt eben den Appetit zu wecken und rechnet auf ihn als
Heilfaktor. In dem ersten Falle, wenn man vorschreibt, die
Nahrung in kleinen Portionen zu nehmen, ist ausser der Ver-
meidung einer Überfüllung des schwachen Magens, sicher auch
die häufige Erregung des Appetitsaftes von Bedeutung, der ja
reichlich an Menge und stark an Kraft ist. Ich bitte Sie, hier
an einen unserer Versuche zu denken, wo die Nahrung, die ein
Hund in kleinen Portionen zu sich nahm, zu einer Absonderung
von viel stärkerem Safte führte, als wenn sie auf einmal in einer
grossen Portion genossen wurde. Es war dies eine richtige experimentelle Reproduktion der üblichen Behandlung eines schwachen
Magens. Eine solche Diätordnung ist um so mehr zweckentsprechend, als bei den häufigsten Erkrankungen des Magens nur
die oberflächlichen Schichten der Schleimhaut leiden. Deshalb
kann es vorkommen, dass die sensible Fläche des Magens, die den
Reiz der chemischen Erreger aufnehmen soll, ihre Aufgabe nicht
zu erfüllen vermag, und die Periode der chemischen Sekretion,
die bei einer reichlichen Mahlzeit sich sehr lange hinzieht, erscheint dann vornehmlich, oder sogar ausschliesslich, gestört. Eine
gute psychische Erregung jedoch, ein lebendiges Appetitgefühl,
kann den Sekretionsimpuls unbehindert aus dem Centralnervensystem zu den Magendrüsen entsenden, die in den tiefen, noch
unberührten Schichten der Schleimhaut liegen. Ein solches
Beispiel aus dem pathologischen Material unseres Laboratoriums
habe ich im Beginne dieser Vorlesung erwähnt. Es ist klar,

dass es in diesen Fällen wohl indiziert ist, die Verdauung auf
Kosten des Appetitsaftes zu leiten, ohne sich auf den chemischen
Saft zu verlassen. — Von unserem Standpunkt ist weiter die
Massregel wohl begreiflich, einen Patienten, der an chronischer
Schwäche des Magens leidet, aus seiner gewohnten Umgebung
herauszureissen. Wenn wir uns einen geistig beschäftigten
Menschen, einen in Anspruch genommenen Beamten vorstellen,
wie oft kommt es dann vor, dass er sich in Gedanken auch nicht
einen Augenblick von seiner Thätigkeit losreissen kann; er speist,
ohne es selbst zu merken; er speist, und thut dabei sein Tage-
werk weiter. Dieses kommt besonders häufig bei Leuten vor,
die inmitten des hastigen Treibens grosser Centren leben. Die
systematische Nichtbeachtung des Essens bereitet natürlich in
naher Zukunft eine Verdauungsstörung mit allen ihren Folgen
vor. Es giebt keinen Appetitsaft, keinen Zündsaft, oder nur
sehr wenig; die sekretorische Thätigkeit kommt langsam in Fluss,
die Nahrung bleibt im Verdauungskanal viel länger als notwendig, gerät bei dem Mangel an Verdauungssäften in Gärung,
reizt in solchem Zustand die Schleimhaut des Tractus und ruft
eine Erkrankung derselben hervor. Einem Patienten, der an Ort
und Stelle und in seinen alten Lebensbedingungen bleibt, können
keine medizinischen Vorschriften helfen, da ja die Grundursache
des Leidens zu wirken fortfährt. Hier giebt es nur e i n e n
Ausweg: den Menschen aus seiner Umgebung herauszureissen,
ihn von seiner Berufsarbeit zu befreien, die unabweisbare Ge-
dankenflucht zu unterbrechen und dem Patienten für eine Zeit-
lang als einziges Lebensziel die Sorge für seine Gesundheit, für
die Ernährung dahinzustellen. Dieses wird auch erreicht, wenn
man den Patienten auf Reisen, ins Bad schickt. — Es ist Pflicht
des Arztes, nicht nur in den einzelnen Fällen das Leben des
Patienten den erörterten Grundsätzen gemäss zu ordnen, sondern
auch in weiteren Kreisen für Verbreitung einer richtigen Auffassung der Wichtigkeit des Essens zu sorgen. Dies ist insonder-
heit eine Pflicht des russischen Arztes. Gerade in den russischen
sogenannten intelligenten Kreisen, wo die Lebensansichten überhaupt oft nicht genügend geklärt sind, kann man eine gänzlich

unphysiologische Gleichgiltigkeit gegen das Essen finden. Gesetztere Nationen, z. B. die englische, haben aus dem Geschäfte des Speisens eine Art Kultus gemacht. Wenn es tierisch ist, kulinarischen Genüssen übermässig und ausschliesslich zu fröhnen, so ist auch eine hochmütige Verachtung des Essens unverständig; wie so oft, liegt das Richtige auch hier in der Mitte.

Mit der Feststellung des Einflusses der Psyche auf die Absonderung des Saftes tritt die Frage von den Würzstoffen in eine neue Phase. Wenn man schon früher empirisch zu dem Schluss gekommen war, dass es für die Speise zu wenig sei, aus Nährstoffen zu bestehen, sondern dass sie auch schmackhaft sein müsse, so wissen wir jetzt, warum dieses so ist. Deshalb soll auch der Arzt, der ja oft die Zweckmässigkeit der Ernährung einzelner Personen oder ganzer Gruppen von Leuten zu begutachten hat, beständig an die psychische Absonderung denken, d. h. zusehen und sich erkundigen, wie die gegebenen Speisen genossen werden, ob mit oder ohne Vergnügen; wie oft aber richten sich die Leute, welche dem Verpflegungswesen vorstehen, lediglich nach dem Nährwert der Speise, oder oktroyieren in ihrem Urteil allen übrigen ihren Geschmack. Wir müssen ferner im Interesse des öffentlichen Wohls die Aufmerksamkeit besonders auf die Ernährung der Kinder lenken. Wenn diese oder jene Geschmacksneigung des Menschen sein Verhalten zur Speise bedingt, hiermit aber hinwiederum die Anfangsphase der Verdauung verknüpft ist, so erscheint es unzweckmässig, die Kinder lediglich an feine und einförmige Geschmacksempfindungen zu gewöhnen; dieses würde ihre Fähigkeit beeinträchtigen, sich später den verschiedenen Lebenslagen anzupassen.

In dem engsten Zusammenhang mit der Frage vom Appetit steht, wie mir scheint, die Frage nach der therapeutischen Wirkung der Bittermittel (amara). Nach einer langen Periode lauten Ruhms sind diese Mittel nahezu aus dem pharmazeutischen Arsenal vertrieben worden. Als man sie im Laboratorium prüfte, konnten sie ihren alten guten Ruf nicht rechtfertigen: wenn man sie direkt in den Magen oder ins Blut einführte, so konnten viele von ihnen die Verdauungssäfte nicht treiben. Dadurch

haben sie in den Augen der Kliniziaten einen grossen Makel auf
sich geladen, so dass manche bereit waren, den Gebrauch der
Amara ganz einzustellen. Offenbar liess man sich von der einfachen Schlussfolgerung leiten, dass einer geschwächten Verdauung
nur dasjenige helfen könne, was im gegebenen Falle die sekretorische Thätigkeit anrege. Hierbei liess man jedoch ausser Acht,
dass die Versuchsbedingungen sich möglicherweise nicht mit den
realen Verhältnissen deckten. Die ganze Frage von der therapeutischen Bedeutung der Amara gewinnt ein anderes Ansehen,
wenn wir sie mit einer anderen Frage kombinieren: wie nämlich
die Bittermittel auf den Appetit wirken. Nach dem einstimmigen
Urteil alter und neuer Ärzte regen die Amara den Appetit an.
Hiermit ist auch alles gesagt. Also sind sie in Wirklichkeit
Erreger der Sekretion, denn der Appetit ist, wie schon im Verlauf dieser Vorlesungen mehrfach wiederholt wurde, der stärkste
Erreger der Verdauungsdrüsen. Es ist auch durchaus nicht wunderbar, dass in den Laboratorien nichts hiervon gemerkt wurde.
Die bitteren Mittel wurden einem vollkommen normalen Tiere
direkt in den Magen oder ins Blut eingeführt. Die Wirkung der
Amara ist jedoch hauptsächlich mit ihrer Wirkung auf die Geschmacksnerven verbunden; nicht umsonst wird diese zahlreiche
Gruppe, die aus Körpern der verschiedensten chemischen Zusammensetzung besteht, hauptsächlich durch den gemeinsamen bitteren Geschmack vereinigt. Ein Mensch, der an einer Verdauungsstörung
leidet, hat zugleich einen abgestumpften Geschmack, einen gewissen
Geschmacksindifferentismus. Die gewöhnlichen Speisen, die anderen
Leuten genehm sind, und auch ihm, wenn er gesund ist, erscheinen
ihm jetzt geschmacklos. Sie erwecken nicht nur keine Lust zu
essen, sondern rufen sogar ein Ekelgefühl hervor; es besteht eben
keine, oder eine perverse, Geschmacksempfindung. Es ist nötig, dem
Geschmacksapparat einen gehörigen Anstoss zu geben, damit wieder
kräftige und normale Geschmacksempfindungen entstehen können.
Dieses Ziel wird, wie die Erfahrung lehrt, am schnellsten durch
scharfe, unangenehme Geschmackseindrücke erreicht, die durch
Kontrastwirkung die Vorstellung angenehmer Eindrücke wachrufen.
Auf jeden Fall besteht kein Indifferentismus mehr, und dieses ist

eine Grundlage, auf der der Appetit zu dieser oder jener Speise geweckt werden kann. Hier wiederholt sich ein allgemeines Faktum
der Physiologie. Wir empfinden das Licht heller nach der
Finsternis, den Ton lauter nach der Stille, die Freude leiblicher
Gesundheit intensiver nach einer Krankheit u. s. w. Die Erklärung,
derzufolge die appetiterregende Wirkung der Amara von der Mundhöhle ausgeht, schliesst eine ebensolche Wirkung vom Magen
nicht aus. Wie wir schon in der 5. Vorlesung gesagt haben,
können wir mit einigem Grund annehmen, dass zur Erregung des
Appetits auch gewisse Reize der Magenhöhle notwendig sind.
Es ist möglich, dass die Amara nicht nur auf die Geschmacksnerven der Mundhöhle, sondern auch auf die Magenschleimhaut
in besonderer Weise einwirken, sodass Empfindungen entstehen,
die zur Genesis des leidenschaftlichen Verlangens nach Speise
beitragen. Dass nach der Einnahme der Amara solche besondere Empfindungen im Magen auftreten, davon wissen in der That
manche Klinizisten zu berichten. Dann würde also die Wirkung
der Bittermittel nicht in einem einfachen physiologischen Reflex
bestehen, sondern in der Hervorrufung eines gewissen psychischen
Aktes, der schon sekundär die physiologische sekretorische Wirkung
anregt. Dasselbe lässt sich wahrscheinlich auch von anderen
Stoffen, den Gewürzen, sagen. Jedenfalls ist, mag nun unsere
letzte Ausführung der Wirklichkeit entsprechen oder nicht, die
Frage von der therapeutischen Wirksamkeit der Amara in positivem Sinne entschieden, sobald man anerkennt, dass diese Mittel
appetiterregend wirken. Somit besteht die Aufgabe einer experimentellen Prüfung der Amara darin, ihren Einfluss auf den
Appetit festzustellen, was eine schwierige, und bisher im Laboratorium noch nicht in Angriff genommene, Frage darstellt.
     Es genügt also nicht, klinische Beobachtungen dem Labo-
ratorium zur experimentellen Prüfung zu überweisen; man muss
ausserdem die Garantie haben, dass diese Prüfung richtig ausgeführt wird, d. h. gerade den Punkt betrifft, um welchen es sich
in der Klinik handelt. Es ist interessant zu sehen, dass von
vielen Ärzten und in vielen medizinischen Büchern der Zusammenhang zwischen Appetit und Magensaft gerade in verkehrter Weise

gedacht wird: man stellt sich nämlich vor, dass irgend ein
Arzneimittel die Sekretion von Magensaft hervorrufe und dieser
durch seine Gegenwart im Magen den Appetit wecke. Hier
haben wir es mit einer falschen Erklärung eines richtigen Faktums zu thun, und das daher, weil man nicht daran dachte, der
psychische Akt könne ein starker Erreger der sekretorischen
Nerven sein.

Nach dieser oder jener Vorkost, nach einem Gläschen
Branntwein (vorwiegend in Russland üblich), das zur Erweckung
des Appetits bestimmt ist, beginnt die eigentliche Mahlzeit in
der Mehrzahl der Fälle mit einer warmen Speise, die meistens
aus Fleischbrühe (Bouillon, verschiedene Suppen u. s. w.) be-
steht, und erst danach folgt die eigentlich nahrhafte Speise —
Fleisch in verschiedener Art und Zubereitung, oder bei den ärmeren
Klassen kohlenhydratreiche Vegetabilien in Gestalt von Grützen.
Diese Speiseordnung ist vom Standpunkte unserer physiologischen
Thatsachen wohl verständlich. Die Fleischbrühe ist, wie wir schon
gesehen haben, ein wichtiger chemischer Erreger des Magensafts.
Man sucht also auf zweierlei Weise eine reichliche Sekretion von
Magensaft für die Hauptspeise zu sichern: erstens, indem man den
Appetitsaft durch die Vorkost anregt, und zweitens durch die safttreibende Wirkung der Fleischbrühe. So hat der menschliche Instinkt seine Vorkehrungen zur Verdauung der Hauptspeise getroffen.
Eine gute Fleischbrühe ist jedoch bloss bei einem gewissen Wohl-
stand erschwinglich, deshalb ist bei den ärmeren Klassen zur anfänglichen Sekretionserregung ein wohlfeilerer, freilich auch schwächerer
chemischer Erreger im Gebrauch: bei der russischen Bevölkerung
der K w a s, in Deutschland, bei den hohen Fleischpreisen, Wasser,
welches mit Mehl, Brot u. s. w. angerührt wird (die verschiedenen Suppen). Es ist ferner zu berücksichtigen, dass die
Menge der Verdauungssäfte überhaupt in einem engen Zusammenhang mit dem Wasserbestande des Organismus steht, wie Versuche des Dr. W a l t h e r für den Pankreassaft, und m e i n e für
den Magensaft gezeigt haben. — Wenn diese Reihenfolge der
Speisen für gesunde Leute gilt, so muss sie noch strenger in
pathologischen Fällen eingehalten werden. Wenn jemand keinen,

oder einen schwachen Appetit hat, so besitzt er auch keinen, oder
nur sehr wenig psychischen Saft; dann muss man jedenfalls die
Mahlzeit mit einem kräftigen chemischen Erreger, d. h. mit einer
Lösung der Fleischextraktivstoffe beginnen lassen. Andernfalls
würde kompakte Nahrung, besonders wenn sie nicht aus Fleisch
besteht, lange Zeit ohne jegliche Verdauung im Magen liegen
bleiben. Deshalb ist es durchaus zweckmässig, Leuten, die keinen
Appetit haben, Fleischsaft, starke Bouillon, Fleischextrakt vor-
zuschreiben. Dasselbe müssen wir auch von der Zwangsernährung,
z. B. Geisteskranker, sagen. Zwar sichert hier schon die Ein-
führungsweise der Speise die Gegenwart eines chemischen Erregers,
denn die Nahrung kann ja nur in flüssigem Zustand eingeführt
werden; jedenfalls aber würde die Beigabe von Fleischextrakt
zur eingeführten Flüssigkeit sehr nützlich sein. Wenn man die
Flüssigkeiten nach der absteigenden Wirksamkeit des chemischen
Erregers ordnet, so würde man folgende Reihe erhalten: erstens
die erwähnten Fleischpräparate (Fleischsaft u. dgl.), zweitens
Milch, drittens Wasser.

Der gewöhnliche Schluss der Mahlzeit ist auch vom physiologischen Standpunkt leicht begreiflich. Das Mittagessen wird gewöhnlich durch irgend etwas Süsses beschlossen, und jeder weiss,
dass die süsse Speise etwas Angenehmes ist. Der Sinn hiervon
ist leicht zu erraten. Die Mahlzeit, die infolge des lebhaften
Nahrungsbedürfnisses mit Freuden begonnen wurde, muss auch
trotz der Befriedigung des Hungers mit einem angenehmen Eindruck schliessen; hierbei darf jedoch dem Verdauungskanal keine
Arbeit aufgebürdet werden, sondern es sollen lediglich — wie
durch den Zucker — die Geschmacksnerven angenehm gereizt
werden.

Nachdem wir so unsere übliche Speiseordnung im allgemeinen besprochen haben, wollen wir noch einige Punkte besonders hervorheben.

Vor allem die saure Reaktion der Speise. Offenbar hat
sich das Saure einer besonderen Vorliebe des menschlichen Geschmacks zu erfreuen; wir geniessen ja eine ganze Menge saurer
Substanzen. Da ist z. B. eines der gebräuchlichsten Würzmittel

der Essig, der in einer Menge von Saucen u. s. w. figuriert; ferner haben viele Weinsorten einen säuerlichen Geschmack. In Russland wird Kwas, besonders der saure, in grossen Mengen konsumiert. Ausserdem werden saure Früchte und Gemüsearten zur Nahrung verwendet; sie sind entweder an und für sich sauer, oder werden bei der Zubereitung gesäuert. Die Medizin folgt diesem Instinkt und schreibt bei Verdauungsstörungen oft Säurelösungen, besonders Salzsäure und Phosphorsäure, vor. Endlich ist auch die Natur selbst beständig bemüht, im Magen ausser der Salzsäure noch Milchsäure zu bereiten, die aus der eingeführten Nahrung entsteht, also immer vorhanden ist. Alle diese Thatsachen werden jetzt physiologisch verständlich, denn wir wissen, dass die saure Reaktion nicht nur für eine erfolgreiche Thätigkeit des Magenfermentes nötig, sondern zu gleicher Zeit der stärkste Erreger der Bauchspeicheldrüse ist. Man könnte sogar meinen, dass in gewissen Fällen die gesamte Verdauung sich auf Kosten der erregenden Eigenschaften der Säure abspielt, denn der Pankreassaft dehnt ja seine Fermentwirkung auf sämtliche Bestandteile der Nahrung aus. Diese flüchtig skizzierte Anwendung der Säure kann also bald zur Unterstützung, bald zur Vertretung der Magenverdauung führen und bei einer absoluten oder relativen Insuffizienz des Magensafts angebracht sein. Von diesem Standpunkte aus ist es begreiflich, weshalb der russische Bauer sein Brot mit Kwas geniesst. Bei der ungeheuren Menge Stärke, die er als Brot und Grütze konsumiert, ist eine forcierte Erregung der Bauchspeicheldrüse durch die Säure durchaus am Platz. Bei isolierten Erkrankungen des Magens, bei Appetitlosigkeit, machen Instinkt und Medizin von der Säure Gebrauch, denn, wie wir wissen, vermag sie eine verstärkte Thätigkeit der Bauchspeicheldrüse zum Ersatz der schwachen Thätigkeit des Magens anzuregen. Mir scheint, dass die Kenntnis der speziellen Beziehung der Säure zur Pankreasdrüse der Medizin sehr nützlich sein könnte, denn sie stellt die Bauchspeicheldrüse, ein so wichtiges und dabei so verborgenes Verdauungsorgan, unter die Gewalt des Arztes. Einesteils können wir den Magen mit Absicht abstellen und die Verdauung in den Darm verlegen, dadurch, dass wir Substanzen ordinieren, die die

Magendrüsen nicht erregen, aber sauer sind; andererseits können wir durch Abstumpfung der Magensäure die Thätigkeit der Bauchspeicheldrüse einschränken, und dieses könnte bei verschiedenen Erkrankungen des Verdauungsapparats und bei einigen allgemeinen Störungen von Nutzen sein.

Nicht minder lehrreich ist ein Vergleich unserer Fettversuche mit den Forderungen des Instinkts und den Vorschriften der Diätetik und Therapie. Alle wissen, dass fette Speisen schwere Speisen, d. h. schwer zu verdauende Speisen sind, und bei einem schwachen Magen werden sie gewöhnlich vermieden. Jetzt können wir dieses physiologisch begreifen. Wenn sich Fett in grösserer Menge im Speisebrei befindet, so hemmt es in seinem Interesse die Absonderung des Magensafts und erschwert auf solche Weise die Verdauung der Eiweisskörper. Deshalb wird gerade die Vereinigung von fett- und eiweisshaltiger Nahrung besonders schwer verdaulich und nur Leuten mit starkem Magen und intensivem Appetit zuträglich. Die Kombination von Butter und Brot ist weniger schwer, wie man schon aus der grossen Verbreitung des Butterbrotes schliessen könnte. Das Brot verlangt, besonders bei Berechnung auf die Zeiteinheit, blos wenig Magensaft, wenig Säure; zudem sichert das Fett, welches die Bauchspeicheldrüse erregt, eine reichliche Fermentlieferung, sowohl für sich selbst, als auch für die Stärke und das Eiweiss. Fett allein gilt hingegen durchaus nicht als schwere Nahrung, wie man z. B. daraus ersieht, dass man ungestraft in grossen Mengen kleinrussischen Speck verzehren kann. Dies ist begreiflich, denn die Hemmwirkung des Fettes schadet ja keiner anderen Speise, ist nur für die Assimilation des Fettes selbst zuträglich. Es liegt kein Kampf der Nahrungsbestandteile vor, deshalb zieht auch niemand den Kürzeren. Im Einverständnis mit der täglichen Erfahrung schliesst auch die Medizin bei schwachem Magen eine fette Nahrung vollkommen aus und empfiehlt von Fleisch nur die fettfreien Sorten, z. B. Wildpret. In solchen pathologischen Fällen hingegen, die durch eine übermässige Thätigkeit der Magendrüsen gekennzeichnet sind, verordnet die Medizin fette Nahrung oder Fett als Arznei (Emulsion). Hier

hat die Medizin die Hemmwirkung des Fettes, die wir so eklatant
in unseren Versuchen kennen gelernt haben, sich empirisch zu
nutze gemacht.

Unter allen menschlichen Nahrungsmitteln nimmt die M i l c h
eine Sonderstellung ein, und dies wird einstimmig von der
täglichen Erfahrung und von der Medizin anerkannt. Von allen
Menschen wird die Milch als eine leichte Speise betrachtet und
bei schwacher Verdauung, sowie bei einer ganzen Reihe schwerer
Erkrankungen (z. B. Herz-, Nierenkrankheiten) gegeben. Die
ausserordentliche Bedeutung der Milch, einer Speise, die die
Natur selbst bereitet, können wir jetzt gut begreifen. Wir
können drei Eigenschaften der· Milch namhaft machen, die ihr
eine Ausnahmestellung unter den Speisen sichern. Wie wir schon
wissen, wird auf die Milch der schwächste Magensaft und das
geringste Quantum Pankreassaft ergossen, wenn man sie mit
Stickstoffäquivalenten anderer Nahrungsmittel vergleicht. Deshalb ist die sekretorische Arbeit, die zur Assimilation der Milch
erforderlich ist, viel geringer, als bei jeder anderen Nahrung.
Daneben besitzt die Milch eine weitere wichtige Eigenschaft:
wenn sie unbemerkt einem Tiere in den Magen eingeführt wird,
so verursacht sie dennoch eine sekretorische Arbeit des Magens
und des Pankreas. Somit scheint sie ein selbständiger chemischer
Erreger des Verdauungskanals zu sein, wobei es nur erstaunlich
ist, dass wir keinen wesentlichen Unterschied in der Arbeit
des Verdauungskanals wahrnehmen, ob nun die Milch unbemerkt
in den Magen eingeführt, oder dem Tiere zu saufen gegeben
wird. Obgleich das Fleisch ein besserer chemischer Erreger
ist, ist es für die Saftsekretion durchaus nicht gleichgiltig, auf
welche Weise es in den Magen gelangt. Wir müssen annehmen,
dass die Milch nicht nur eine vollkommen g e n ü g e n d e Sekretion,
sondern auch eine sehr ö k o n o m i s c h e Sekretion veranlasst,
und dass der Appetit diese Sekretion nicht zu einer ergiebigeren,
luxuriösen, zu gestalten vermag. Das Geheimnis des Verhaltens
der Milch zur Absonderung der Verdauungssäfte kann leider· noch
keiner Analyse oder Erklärung unterworfen werden. Wir dürfen
jedoch vermuten, dass hier einesteils das Fett für die Hemmung

der Magendrüsen, andererseits die Alkaleszenz der Milch für die
Hemmung des Pankreas von Bedeutung ist. So werden die
Magendrüsen und das Pankreas trotz der Gegenwart von Erregern
durch die Milch auf einem gewissen, nicht zu hohen, Thätigkeits-
niveau gehalten, was ja in Anbetracht der leichten Verdaulichkeit
der Milchbestandteile durchaus zweckmässig ist. — Das dritte
charakteristische Faktum endlich, welches bei der Milch beobachtet
wird, und wahrscheinlich nur ein anderer Ausdruck der ersten
Eigenschaft ist, besteht in folgendem. Wenn man einem Tiere
die gleiche Stickstoffmenge das eine Mal als Milch und das
andere Mal als Brot verabfolgt, und dann in beiden Fällen die
stündlich ausgeschiedenen Stickstoffmengen im Harn bestimmt, so
stellt sich heraus, dass die Mehrausscheidung (verglichen mit der
Ausscheidung vor der Fütterung) in den ersten 7 bis 10 Stunden
nach dem Milchgenuss blos 12 bis 15% des eingenommenen Stick-
stoffs beträgt, während sie nach dem Brotgenusse bis auf 50%
steigt. Wenn man den zeitlichen Verlauf der Resorption und
die Grösse der Ausnützung von Milch und Brot in Betracht zieht,
so muss man zugeben, dass diese Überschüsse des Harnstickstoffs,
die gleich nach der Fütterung auftreten, der Ausdruck des funktionellen Stoffumsatzes e b e n d e s V e r d a u u n g s k a n a l s sind,
und dass dieser Umsatz im Falle des Brotgenusses 3—4 mal
grösser ist, als bei der Milch (Versuche des Prof. R j a s a n z e w).
Mithin wird bei der Milch ein viel grösserer Bruchteil des Stick-
stoffgehalts vom Gesamtorganismus (unter Ausschluss des Dige-
stionsapparats) utilisiert, als bei anderen Speisearten. Mit anderen
Worten, der Kaufpreis, den der Organismus in Gestalt der Arbeit
seines Verdauungsapparates für den Stickstoff der Milch bezahlt,
ist viel geringer, als der Preis jeder anderen Speise. Wie
wunderbar zeichnet sich die von der Natur bereitete Nahrung
vor jeder anderen aus!

Die letzterwähnten Thatsachen führen einen neuen Gesichtspunkt für die Beurteilung des relativen Nährwertes, der Nahrhaftigkeit der verschiedenen Speisen ein. Die alten Kriterien müssen
jetzt dem neuen weichen, oder es in ihre Mitte aufnehmen. Aus-
nutzungsversuche allein, in denen bestimmt wird, was unverdaut

blieb, und was in die Säftemasse des Organismus überging, können
nicht darauf Anspruch machen, die Frage in befriedigender Weise
zu lösen. Angenommen, Sie haben dem Verdauungskanal in der Verdauung einer bestimmten Speise eine Aufgabe gesetzt. Wenn er gesund ist, so wird er sie möglichst gut, d. h. bis zur völligen Aus-
ziehung alles Nahrhaften erfüllen. Sie werden hierdurch erfahren,
wie viel nahrhafte Substanz in dieser Speise enthalten war, aber
die Frage nach ihrer V e r d a u l i c h k e i t wird Ihnen nach wie
vor dunkel bleiben. Bei Ihrem Versuche wissen Sie nicht, eine
wie grosse Anstrengung es dem Verdauungskanal gekostet hat,
alles Nahrhafte aus dieser Speise zu extrahieren. Ebenso können
künstliche Verdauungsversuche die Frage der Verdaulichkeit nicht
entscheiden, denn Versuche mit normalem Speisegenuss sind etwas
ganz anderes, als Versuche im chemischen Glase, wo wir es nur
mit e i n e m Safte, und nicht mit der Wechselwirkung verschiedener Säfte und Speisebestandteile zu thun haben. Dass
man hier in der That unterscheiden müsse, erhellt aus einer Beobachtung des Dr. W a l t h e r in unserem Laboratorium. Das
Fibrin, das ja von allen für den am leichtesten verdaulichen
Eiweisskörper angesehen wird, erwies sich, mit einem Stickstoff-
äquivalent Milch verglichen, als viel stärkerer Erreger des Pankreas, als die Milch; diese enthält ja aber ausser dem stickstoff-
haltigen noch sehr viel stickstofffreies Nährmaterial. Die Frage
von der Verdaulichkeit und Nahrhaftigkeit der Speisen muss offenbar durch die Schätzung der realen Verdauungsarbeit des Organismus entschieden werden; d. h. mit Rücksicht auf die Menge
und die Eigenschaften der Säfte, die auf das gegebene Quantum
Nährmaterial ergossen werden. Die Grösse des Stoffwechsels in
den Drüsen muss man von der eingeführten Stoffmenge subtra-
hieren; der Rest wird dann den Ausnutzungsgrad der Speise im
Organismus charakterisieren; d. h. angeben, wie viel von derselben allen anderen Organen, ausser dem Verdauungsapparat,
zugute kommt. Von diesem Standpunkte aus müssen diejenigen
Stoffe für wenig nahrhaft und wenig verdaulich erklärt werden,
die grösstenteils verbraucht werden, um die durch ihre Verdauung
gesetzten Defizite des Verdauungskanals zu decken; d. h. die-

jenigen Stoffe sind wenig nahrhaft, deren Aufnahme lediglich zur
Deckung der Verdauungskosten führt. Deshalb ist es von eminenter
praktischer Bedeutung, von diesem Standpunkte aus die verschiedenen Zubereitungsarten derselben Speise zu vergleichen, gekochtes
und gebratenes Fleisch, weich und hart gesottene Eier, rohe und
gekochte Milch u. s. w.

Hier mögen noch einige medizinische Erörterungen Platz
finden. Die erste betrifft die therapeutische Verwendung der
neutralen und alkalischen Salze des Natriums. In klinischen,
pharmakologischen und physiologischen Lehrbüchern steht nach
wie vor als bewiesene These, dass diese Salze safttreibend wirken.
Jedoch würden wir uns vergebens nach einer experimentellen
Begründung dieser These umsehen. Die Versuche, welche angeführt werden, können wir nicht für beweiskräftig ansehen;
wenn B l o n d l o t das Fleisch mit gepulverter Soda beschüttete,
oder B r a u n und G r ü t z n e r Kochsalzlösungen direkt ins Blut
infundierten, so begingen sie entweder methodische Fehler, oder
waren sehr weit von normalen Verhältnissen entfernt. Diesmal
wurden jedoch die Lücken des Experimentes wohlwollend von der
Klinik gedeckt, denn das Experiment schien ja die klinische Erfahrung zu bestätigen. Dass die Natriumsalze (Kochsalz und
Soda) bei Erkrankungen des Verdauungsapparates zuträglich sind,
unterliegt ja natürlich keinem Zweifel. Wie wirken sie jedoch?
Mir scheint, dass sich hier, wie auch in anderen Fällen, die
medizinische Spekulation geirrt hat: wenn wir die Thatsache einer
Wirkung kennen, so sind wir noch nicht ohne weiteres über ihren
Mechanismus im Klaren. Wenn die Medizin in ihrem Empirismus
weit angelegt und allumfassend ist, so denkt sie in ihren ratio-
nalistischen Erklärungen oft sehr eng. Sie sucht oft auf die
einfachste Weise einen komplizierten Heilungsvorgang aus unseren
physiologischen Daten zu erklären. So auch in diesem Falle.
„Die Alkalien wirken bei Verdauungsstörungen günstig — ergo
wirken sie safttreibend" — dies ist das landläufige medizinische
Raisonnement. Natürlich beginnt der Magen unter dem Einfluss
der Alkalien zuweilen ein grösseres Quantum Saft zu sezernieren,
dies will jedoch nur heissen, dass er sich erholt und zur Norm

zurückkehrt. Somit ist dies eine F o l g e d e r H e i l u n g und
nicht eine unmittelbare physiologische Wirkung der Alkalien.
Das letztere müsste man doch noch besonders beweisen. Die
Hilfe, die die Alkalien dem Organismus leisten, könnte man sich
auch anders, als wie gewöhnlich, vorstellen. In diesem Falle
wage ich, eine Erklärung für die Wirkung des Kochsalzes und der
alkalischen Salze des Natriums vorzuschlagen, die der allgemein
anerkannten gerade entgegengesetzt ist. An Magen und Pankreas
konnten wir uns von keiner safttreibenden Wirkung dieser Salze
überzeugen; im Gegenteil, in unseren Händen erwiesen sie sich
sekretionshemmend. Ausser den Versuchen, die ich gegebenen
Orts über das Verhalten der Alkalien zum Magen- und Pankreassaft angeführt habe, möchte ich noch folgende Beobachtung erwähnen. Einem Hunde, der nacheinander eine Magenfistel, eine
Pankreasfistel und die Ösophagotomie glücklich überstanden hatte,
wurde im Verlauf vieler Wochen täglich Soda zur Nahrung hin-
zugesetzt; hierbei erfreute sich das Tier einer guten Gesundheit
und eines vortrefflichen Appetits. Als der erste Scheinfütterungsversuch angestellt wurde, fiel uns die verhältnismässig geringe
Wirkung dieses sonst sehr starken safttreibenden Agens auf.
Zugleich bemerkten wir, dass die Fleischstücke, die aus dem
oberen Ende der Speiseröhre fielen, der Regel entgegen beinahe gar
nicht eingespeichelt waren. Bei diesem Hunde bestand also
gleichzeitig eine scharf verminderte Thätigkeit sehr vieler Verdauungsdrüsen: der Labdrüsen, des Pankreas und der Speicheldrüsen. Hinsichtlich der Speicheldrüsen muss dieser Gegenstand
natürlich noch genauer untersucht werden. Ich glaube, dass die
experimentell erwiesene Hemmwirkung der Alkalien auf die Verdauungsdrüsen eine Grundlage zur folgenden Vorstellung von dem
Mechanismus ihrer Heilwirkung abgeben kann. Die katarrhalische
Affektion des Magens charakterisiert sich durch eine kontinuier-
liche oder äusserst langwierige Sekretion eines schleimigen, schwach
aciden Magensaftes. Ausserdem beginnt in manchen Fällen die
Erkrankung mit einer Hypersekretion, mit einer anormalen Reizbarkeit des Drüsenapparats, die sich in einer übermässigen und
unmotivierten Absonderung von Magensaft kundgiebt. Das-

selbe müssen wir auch bei einer Erkrankung der Bauchspeicheldrüse voraussetzen, wenigstens tritt ein solcher Zustand nach
Operationen ein, die man zu physiologischen Zwecken an ihr
vollführt. Man darf annehmen, dass wenn eine Erkrankung
durch diese oder jene Ursachen entstanden ist, sie sich später
selbstthätig unterhält, denn die Kontinuität der Arbeit ist
für die Drüse entschieden ein erschwerendes Moment. Die
Ernährung, die Restitution des Organs geht am besten in der
Ruhe vor sich; beim normalen Wechsel der Dinge folgt nach
der Periode äusserer Arbeit eine Pause, während der die innere
Arbeit vollführt wird. Wenn also ein Mittel die äussere Arbeit
des erkrankten Organs gewaltsam unterbricht, so kann es zur Be-
seitigung des pathologischen Zustandes und zur Rückkehr der
Norm beitragen. Darin besteht auch unserer Meinung nach die
Heilwirkung der Alkalien. Man könnte eine Parallele zwischen der
Alkaliwirkung bei Verdauungsstörungen und der Digitaliswirkung
bei Kompensationsstörungen des Herzens ziehen. Ein nicht kom-
pensiertes Herz schlägt häufig und erschwert nur dadurch seine
Lage; es verkürzt die Zeit der Ruhe, der Erholung, der Restitution des Organs. Es besteht ein Circulus vitiosus: die schlechte
Arbeit des Herzens setzt den Blutdruck herab, das Sinken des
Blutdrucks führt nach bekannten physiologischen Beziehungen zu
einer Vermehrung der Schlagfolge, die Beschleunigung führt zu
einer Schwächung des Herzens. Zweifellos hilft das Digitalis
schon dadurch, dass es diesen Kreis durchbricht, dass es gewaltsam den Puls verlangsamt und dadurch dem Herzen neue Kraft
giebt. Mit unserer Erklärung der Alkaliwirkung harmoniert ferner
der Umstand, dass bei dem Gebrauch der Salze gewöhnlich eine
strenge Diät vorgeschrieben wird, d. h. den Verdauungsdrüsen eine
gewisse Ruhe gesichert wird. Es ist interessant, dass auch die
klinischen Untersuchungen mit der Magensonde nach einer Periode,
wo die Alkalien als safttreibend angesehen wurden, nun in eine
neue Entwicklungsphase eintreten, in der immer häufiger von einer
hemmenden Wirkung der Alkalien berichtet wird.

Die Ursache der irrtümlichen Meinung, dass die Alkalien
safttreibend wirken, ist offenbar darin zu suchen, dass man ver-

säumte, die Wirkung der betreffenden Salzlösungen mit der Wirkung gleicher Quantitäten Wasser zu vergleichen (Dr. C h i g i n). Der zweite Punkt, an dem wir uns aufhalten wollen, besteht in Folgendem. Die Hauptschwierigkeit des Arztes, der bei Verdauungsstörungen die Diät des Kranken normieren soll, liegt darin, dass auf diesem Gebiete die Individualität eine sehr grosse Rolle spielt. Bei ein und derselben Erkrankung reagieren die verschiedenen Patienten auf dieselbe Speise vollkommen verschieden; das, was dem einen angenehm ist, von ihm gut vertragen wird, ihm nützlich ist — ist für den anderen reines Gift. Deshalb die goldene Regel der Diätetik, keine Vorschriften hinsichtlich der Ernährung zu machen, ehe man sich nach den Liebhabereien und Gewohnheiten des Kranken erkundigt hat. Was bedeutet dies alles? Bis jetzt hatte die Physiologie keine experimentelle Antwort auf diese Frage. Unsere Thatsachen tragen, wie mir scheint, zur Klärung der Sachlage bei. Jeder Speise entspricht eine bestimmte Verdauungsarbeit, und wenn ein bestimmtes Speiseregimen lange fortgesetzt wird, so bilden sich bestimmte und feste Typen der Drüsen aus, die man nur schwer und langsam umändern kann. Deshalb werden auch oft Verdauungsstörungen veranlasst, wenn man unvermittelt von einem Regimen zum anderen, besonders von einer spärlichen Kost zu einer reichlichen (z. B. nach der langen russischen Fastenzeit), übergeht. Sie sind dann der Ausdruck einer temporären Insuffizienz der Verdauungsdrüsen ihrer neuen Aufgabe gegenüber.

Endlich möchte es gut sein, hier noch folgendes zu erwähnen. Es giebt Fälle einer plötzlichen und gleichsam unmotivierten Verdauungsstörung. Vom modern-physiologischen Standpunkte könnte man hier an eine Einwirkung des neurosekretorischen Hemmungssystems denken, das aus irgend einer Ursache übermässig und anormal gereizt wäre. Jedenfalls ist dies System jetzt ein Faktor, mit dem der Arzt zu rechnen hat.

Hiermit, meine Herrn, beschliesse ich meine Vorlesungen. Manches von dem, was hier mitgeteilt wurde, dürfte dem praktischen Arzte willkommen sein: er wird in unseren physiologischen Thatsachen oft eine Erklärung pathologischer Erscheinungen finden und durch die Kenntnis des wahren Sachverhalts zur Anwendung einer erfolgreichen Therapie geführt werden. Der Arzt wird sich jedoch noch weitere Vorteile sichern, wenn er dem Physiologen angiebt, wie seiner Meinung nach die gegebenen Erklärungen zu berichtigen sind, und auf neue Erscheinungen im Verdauungsgebiet hinweist, die sich in der weiten Welt der klinischen Beobachtung bereits offenbart haben, in den Gesichtskreis des Physiologen jedoch noch nicht getreten sind. Mein Glaube geht dahin, dass nur durch einen lebhaften Meinungsaustausch des Physiologen und Arztes die Ziele der physiologischen Wissenschaft und der ärztlichen Kunst am schnellsten und sichersten zu erreichen sind.

13*

Verzeichnis der in den Vorlesungen erwähnten Arbeiten des Autors und seiner Mitarbeiter.

1. N. M. Becker. De l'influence des solutions de bicarbonate de soude, de sel marin, d'acide carbonique et de quelques eaux alcalines sur la sécrétion du suc pancréatique. Archives des sciences biologiques II, 433. — Dasselbe russisch als Inaug.-Diss. St. Petersburg 1893.

2. G. Bruno. Die Galle als wichtiges Agens bei der Verdauung. Inaug.-Diss. St. Petersburg 1898 (russ.).

3. P. Chigin (französisch Khigine). Activité sécrétoire de l'estomac du chien. Arch. des sciences biol. III. — Dasselbe russisch als Inaug.-Diss. St. Petersburg 1894.

4. N. Damaskin. Der Einfluss des Fettes auf die Absonderung des Pankreassaftes. Verhandlungen der Ges. russ. Ärzte zu St. Petersburg 1896 (russisch).
Derselbe. Unveröffentlichte Versuche.

5. J. Dolinski. L'acide, comme stimulant de la sécrétion pancréatique. Arch. des sciences biol. III, 399. — Dasselbe russisch als Inaug.-Diss. St. Petersburg 1894.

6. D. Glinski. Versuche über die Arbeit der Speicheldrüsen (mitgeteilt durch Prof. J. P. Pawlow). Verhandlungen der Ges. russ. Ärzte zu St. Petersburg 1895 (russisch.)

7. J. Jablonski. Die spezifische Erkrankung der Hunde, die den Bauchspeichel chronisch verlieren; der Einfluss einer Milch- und Brotdiät auf die Thätigkeit der Bauchspeicheldrüse. Inaug.-Diss. St. Petersburg 1894 (russisch). — Der zweite Teil französisch in den Arch. des sciences biol. IV, 377.

8. N. Jürgens. Sur la sécrétion stomacale chez les chiens ayant subi la section sous-diaphragmatique des nerfs pneumogastriques. Arch. des sciences biol. I, 323. — Dasselbe russisch als Inaug.-Diss. St. Petersburg 1892. Der chemische Teil dieser Arbeit wurde in der chemischen Abteilung des Instituts für experimentelle Medizin bei Herrn Professor M. v. Nencki ausgeführt.

9. N. Ketscher. Der Reflex von der Mundhöhle auf die Absonderung im Magen (russisch). Inaug.-Diss. St. Petersburg 1890.

10. P. Konowalow. Die käuflichen Pepsinpräparate im Vergleich mit dem normalen Magensaft (russisch). Inaug.-Diss. 1893.

11. W. Kudrewezki. Materiale zur Physiologie der Bauchspeicheldrüse (russisch). Inaug -Diss. St. Petersburg 1890. Deutsch: Arch. f. Anat. u. Physiol. 1894.

12. P. Kuwschinski. Über den Einfluss einiger Nahrungs- und Arzneimittel auf die Absonderung des pankreatischen Saftes (russisch). Inaug.-Diss. 1888.

13. J. Lobassow. Sécrétion gastrique chez le chien. Arch. d. sc. biol. V. 425. — Dasselbe russisch als Inaug.-Diss. St. Petersburg 1896.

14. S. Mett. Zur Innervation der Bauchspeicheldrüse (russisch). Inaug.-Diss. St. Petersburg 1889. Dasselbe deutsch: Arch. f. Anat. u. Physiol. 1894.

15. J. P. Pawlow. Die Methoden der Anlegung einer Pankreasfistel. Verhandlungen der St. Petersburger Naturforschergesellschaft XI. (April 1879). (Russisch).

16. Derselbe. Die Innervation der Bauchspeicheldrüse. Klinische Wochenschrift (russisch) 1888. Deutsch: Arch. f. Anatomie und Physiol. 1893.

17. Derselbe: Zur chirurgischen Methode, die sekretorischen Erscheinungen im Magen zu beobachten. Verhandlungen d. Ges. russ. Ärzte zu St. Petersburg 1894 (russisch).

18. Derselbe: Über den Tod der Tiere infolge der Durchschneidung der Nn. vagi. Verh. der Ges russ. Ärzte zu St. Petersburg 1895 (russisch).

19. Derselbe und E. O. Schumow-Simanowski. Die Innervation der Magendrüsen beim Hunde. Wratsch 1890 (russisch). Dasselbe deutsch: Arch. f Anat. u. Physiol. 1895. — Eine Mitteiluug der Hauptresultate dieser Arbeit wurde im Wratsch und im Centralblatt für Physiol. 1889 veröffentlicht.

20. Derselbe: Ein pathologisch-therapeutischer Versuch über die Magenabsonderung beim Hunde. Verh. d. Gesellsch. russ. Ärzte zu St. Petersburg; Mai 1897 (russisch).

21. Derselbe: Die sekretorische Arbeit des Magens bei der Karenz. Hospitalzeitung Botkins. 1897. No. 41 (russisch).

22. L. Popielski. Über die sekretionshemmenden Nerven der Bauchspeicheldrüse (russisch). Inaug.-Diss. St. Petersburg 1896. Deutsch: Centralblatt für Physiologie 1896.

23. N. Rjasanzew. Le travail de la digestion et l'excrétion de l'azote dans les urines. Arch d. sc. biol. IV, 393.

24. A. Ssamoilow. Détermination du pouvoir fermentatif des liquides contenant de la pepsine par le procédé de M. Mett. Arch. d. sc. biol. II, 699.

25. A. Ssanozki. Sur les stimulants de la sécrétion du suc gastrique. Arch. d. sc. biol. I, 589. — Dasselbe russisch als Inaug.-Diss. St. Petersburg 1892.

26. J. Schirokich. Sur l'inefficacité des irritants locaux, comme stimulants de la sécrétion pancréatique. Arch. d. soc. biol. III, 449.

27. W. Uschakoff. Le nerf vague comme nerf sécréteur de l'estomac. Arch. d. sc. biol. IV, 429. — Dasselbe russisch als Inaug.-Diss. 1896. St. Petersburg.

28. A. Walther Die sekretorische Arbeit der Bauchspeicheldrüse Inaug.-Diss St. Petersburg 1897 (russisch).

29. W. Wassiliew. De l'influence des diverses espèces d'aliments sur le fonctionnement de la glande pancréatique. Arch. d. sc. biol. II, 219. — Dasselbe russisch als Inaug -Diss. St Petersburg 1893.